上部尿路結石内視鏡治療マニュアル

[編集]
日本Endourology・ESWL学会
尿路結石内視鏡治療標準化委員会

インターメディカ

[編集]
日本 Endourology・ESWL 学会
尿路結石内視鏡治療標準化委員会

代表世話人：**公文裕巳**
（岡山大学大学院医歯薬学総合研究科　泌尿器病態学）

棚橋善克
（棚橋よしかつ + 泌尿器科）

幹　　事：**津川昌也**
（岡山市立市民病院）

千葉　裕
（東北公済病院）

委　　員：**太田信隆**
（焼津市立総合病院）

奴田原紀久雄
（杏林大学医学部　泌尿器科）

長谷川友紀
（東邦大学医学部社会医学医療政策経営科学分野）

東　義人
（医仁会武田総合病院）

麦谷荘一
（浜松医科大学　泌尿器科）

山口秋人
（原三信病院）

山田　伸
（岡崎市民病院）

I. はじめに ……………………………………………………………………………… 07

II. 術式の標準化について ………………………………………………………… 08

III. TUL

A. 硬性鏡を用いる TUL
1. 内視鏡の挿入方法と内視鏡操作 ……………………………………… 10
2. 使用内視鏡 ………………………………………………………………… 12
3. 砕石装置の特性 …………………………………………………………… 12
4. 砕石法の実際 ……………………………………………………………… 13

B. 軟性鏡を用いるTUL
－上部尿管結石・腎結石に対する軟性鏡を用いるTUL－
1. 内視鏡の挿入方法と内視鏡操作 ……………………………………… 18
2. 使用内視鏡 ………………………………………………………………… 20
3. 砕石装置を含めた砕石法の実際 ……………………………………… 21

C. 合併症とその対策
1. 合併症の種類と頻度 ……………………………………………………… 21
2. 合併症の原因とその対策 ………………………………………………… 22

D. パスを含めた周術期の管理
1. はじめに …………………………………………………………………… 25
2. TULのクリニカルパス …………………………………………………… 25
3. クリニカルパスの効果 …………………………………………………… 28
4. クリニカルパスにおける周術期の管理 ………………………………… 28

E. 治療効果判定 ……………………………………………………………… 28

F. TUL のコツと落し穴
1. stone streetに対するTULのコツ ……………………………………… 29
2. 視野確保のコツ …………………………………………………………… 30
3. 結石のプッシュアップに対するコツ …………………………………… 31
4. 尿管の狭窄、ポリープ、屈曲などがある場合のコツ ………………… 31
5. 尿管穿孔に対するコツ …………………………………………………… 33
6. ESWLの併用 ……………………………………………………………… 34
7. 術後合併病変に対する内視鏡検査と内視鏡治療 …………………… 34
8. 尿管断裂に対するコツ …………………………………………………… 35
9. 術後の尿管狭窄要因 ……………………………………………………… 35
10. 尿管ステント留置条件 …………………………………………………… 36

Ⅳ PNL

A. PNLのための局所解剖
1. 腎の傾き ……………………………………… 40
2. 腎の内部構造 ………………………………… 40
3. 腎の動脈 ……………………………………… 41
4. 腎の静脈 ……………………………………… 43
5. 胸膜と肋骨 …………………………………… 44
6. 腹膜、消化管、腹部の大血管 ……………… 45

B. 腎杯穿刺法
1. 穿刺腎杯の決定 ……………………………… 46
2. 超音波ガイド下穿刺法 ……………………… 49
3. X線透視下穿刺法 …………………………… 53

C. 腎瘻拡張法
1. 金属ダイレーター拡張法 …………………… 56
2. 腎瘻バルーン拡張法 ………………………… 59

D. 硬性鏡を用いるPNL
1. 内視鏡の挿入方法と内視鏡操作 …………… 61
2. 使用内視鏡 …………………………………… 62
3. 砕石法・抽石法の実際 ……………………… 63

E. 軟性鏡を用いるPNL
1. 内視鏡の挿入方法と内視鏡操作 …………… 64
2. 使用内視鏡 …………………………………… 65
3. 砕石装置を含めた砕石法の実際 …………… 65

F. 合併症とその対策
1. 腎瘻作成に関連した合併症 ………………… 66
2. 結石摘出時の合併症 ………………………… 68
3. 術後管理時の合併症 ………………………… 70

G. パスを含めた周術期の管理
1. インフォームドコンセント ………………… 70
2. 術前検査 ……………………………………… 70
3. 術前処置 ……………………………………… 71
4. 術中管理 ……………………………………… 71
5. 術後管理 ……………………………………… 71
6. クリニカルパス ……………………………… 73
7. 長期フォローアップ ………………………… 73

H. 治療効果判定 ………………………………… 76

I. ESWL・TUL との併用 ……………………… 76
　　J. PNL のコツと落とし穴
　　　1. 腎瘻造設で出血したらどうするか? ……………… 78
　　　2. 珊瑚状結石に対する腎瘻造設のコツと落とし穴 ……… 79
　　　3. 視野確保のための工夫 ……………………… 79
　　　4. 腎盂尿管移行部(UPJ)狭窄症に結石を合併した症例に
　　　　対するPNL ……………………………… 80
　　　5. 感染結石に対するPNLのコツ ……………… 81
　　　6. X線被曝を減らすコツ ……………………… 81

V 総括

　A. 設備、装置の問題点
　　　1. ESWL装置 ……………………………… 84
　　　2. 内視鏡 …………………………………… 84
　　　3. 砕石装置 ………………………………… 84
　B. 症例数と研修の問題点 ……………………… 85
　C. アンケート結果 ……………………………… 85
　D. 新しい機器開発の問題点 …………………… 86

参考文献 …………………………………………… 88

索引 ………………………………………………… 92

Ⅰ. はじめに

　尿路結石の治療は、最近の20数年間に劇的な変貌を遂げ、治療手段は低侵襲化するとともに、著しく多様化した。治療選択肢の多様化に伴い、個々の症例に対してどのように治療手段を選択するのか、また、どのような組み合わせで実施するのが望ましいかということが問題となった。そこで、2002年に日本泌尿器科学会、日本Endourology・ESWL学会、日本尿路結石症学会の三者合同で「尿路結石症診療ガイドライン」が作成され、個々の上部尿路結石に対する治療手段の選択基準が提示された[1]。しかし、経尿道的尿管結石砕石術（TUL）、経皮的腎結石砕石術（PNL）などの内視鏡手術に関しては、症例数や術式などに施設間格差が大きいという現実的課題が残ったままになった。この課題の解決策の一つとして、日本Endourology・ESWL学会としてTUL、PNLの標準術式を提示することが検討され、2002年4月に尿路結石内視鏡治療標準化委員会が組織された。

　本委員会では、当初、尿路内視鏡操作に関する基本的知識と経験を有する泌尿器科専門医取得前後の若手の泌尿器科医を対象として、尿路結石内視鏡治療が安全に実施できる術式の標準化をめざしてきた。しかし、検討の過程において、より広い範囲で活用できる術式の標準化が望ましいと考え、最終的にはすべての泌尿器科医のための実践マニュアルとして完成させることになった。したがって、尿路結石内視鏡治療の基本となる標準症例での標準術式だけでなく、日常臨床において治療機会の多い一般症例としての中部・上部尿管結石、さらには珊瑚状結石などに対する推奨術式（委員会として標準化術式として普及することが望ましいと考える術式）についても検討を加えた。また、標準症例における術後管理やクリニカルパスのほかに、一般症例におけるコツと落し穴なども加えて、より汎用性の高い実践マニュアルの作成をめざした。

　なお、本テキストバージョンに加えて、実践マニュアルの基本となる標準症例での標準術式を中心に、動画で解説したDVDバージョンを併せて活用することで術式の理解と習得が向上するものと考えている。

Ⅱ. 術式の標準化について

　尿路結石内視鏡治療に関する術式の標準化について、さまざまな議論があったことが予想されるものの、標準術式ガイドラインに相当するものは報告されていない。歴史的にみても、TUL、PNL という手術手技が発展途上にあった 1980 年代の同時期に ESWL が華々しく登場し、内視鏡的治療法の標準化に関する議論が必ずしも十分でないままに今日に至ったものと考えられる。さらに、細径尿管鏡をはじめとする内視鏡の進歩や新しい砕石装置と処置器具が、次々と利用可能になったことも標準化という作業を困難にした要因と考えられる。そのような観点から、日本 Endourology・ESWL 学会として標準（基準）となる手術術式を 20 数年の経験をもとに提示することは意味のあることと考えられる。内視鏡治療の標準ないし推奨術式を示すことで、治療の安全性を向上させて医療の質の向上を図ること、ならびに、治療の施設間の格差を少なくすることが可能になると判断される。なお、内視鏡治療に限らず手術手技は経験を積むことで改変・改良可能であり、ここでいう標準化とは個々の施設における手術術式の工夫・改良などの試みを妨げたり、制限したりするものではない。

　本書では、個々の症例における治療の適応と治療法の選択については触れず、原則として「尿路結石症診療ガイドライン」[1]などに基づいて内視鏡治療が選択されたことを前提とする。「尿路結石症診療ガイドライン」で尿管結石の積極的治療において、中部尿管結石に対する治療選択肢として、TUL または ESWL が第一選択と提示されており、下部尿管結石では長径 10mm 以上の結石には TUL が第一選択であると規定されている。したがって、TUL に関しては下部尿管の長径 10mm 以上の結石という臨床的にもよく遭遇する症例を標準症例として標準術式を検討した。一方、PNL の標準症例は、結石が腎盂内にあり、水腎を伴う長径 30mm の腎結石という、PNL を行うにあたり穿刺と腎瘻の拡張が難しくないものを標準症例として標準術式を検討した。これら標準症例における標準術式を基本に、他の一般症例に発展させて標準化することが本委員会の目的であり、本書では①標準症例に対する標準術式、②一般症例に対する推奨術式、③特殊症例に対する応用術式、ならびに、④「コツ」、「落とし穴」に分けて記載した。利用者のレベルに応じた活用法を期待するところである。

なお、標準症例に対する標準術式には印を付していないが、一般症例に対する推奨術式には「＊」、特殊症例に対する応用術式には「＊＊」を付し、「コツ」、「落とし穴」は枠線で囲んだ。

III TUL

III TUL

A. 硬性鏡を用いる TUL

1. 内視鏡の挿入方法と内視鏡操作

a. 下部尿管結石（標準症例）に対する硬性鏡を用いる TUL

1）**治療場所**：X 線透視が可能な手術室、あるいは X 線透視室で行う。
2）**麻酔**：通常、腰椎麻酔、硬膜外麻酔、全身麻酔などの適切な麻酔下に行う。
3）**治療体位**：截石位で、肺血栓塞栓症予防のため、弾性ストッキングなどの防止策を行う。
4）**使用・準備機器**：TUL には基本的にはビデオシステム、9F 以下の硬性尿管鏡、砕石装置を使用する。なお、上部尿路における内視鏡操作時には、灌流液として生理食塩水を使用することを推奨する。
5）**尿管鏡挿入方法**：本委員会としては、ガイドワイヤー（working guide wire）を用いて、硬性尿管鏡を挿入するガイドワイヤー法を第一選択として推奨する。

解説：ガイドワイヤー法

あらかじめ検査用膀胱鏡を用いて、患側尿管に留置したガイドワイヤーを用いて尿管鏡を挿入する方法である。また、ガイドワイヤー法において、尿管鏡の先端が尿管口を越えるときのコツとして、いわゆる"回転法"と"おじぎ法"[2]がある（III-図1）。

"回転法"は尿管鏡を回転することで、ガイドワイヤーが尿管口の12時方向を少し持ち上げ、尿管鏡先端のビークの抵抗を軽減し、尿管鏡を容易に尿管内に挿入できる。

一方、"おじぎ法"では尿管鏡の手元を上げ、先端を下方に向けることで尿管鏡挿入時のビークの抵抗を軽減できる。

なお、手技の熟練度に応じてガイドワイヤーを使用せず、硬性尿管鏡を尿道→膀胱→尿管へと直接挿入していく直接法も選択可能である（III-図2）。＊

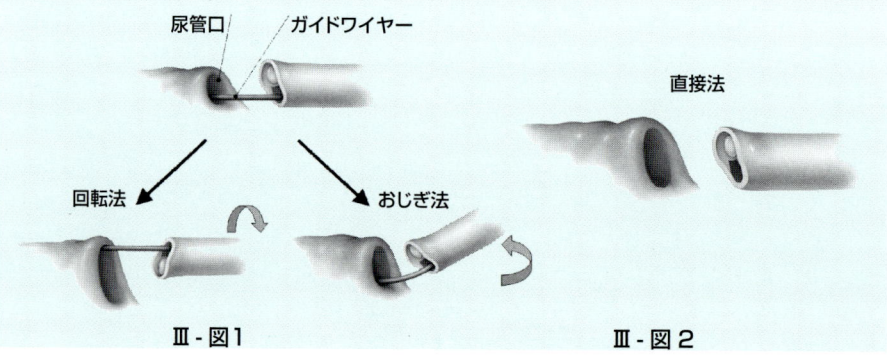

III-図1　　　　　　　　III-図2

6) **セーフティーガイドワイヤー**：セーフティーガイドワイヤー（safety guide wire）とは、ワーキングガイドワイヤーとは別に、尿路の連続性と手術の安全性を確保するため、結石を越えて留置するものである。このセーフティーガイドワイヤーは手技の熟練度に従い、省略可能であるが、初心者ではセーフティーガイドワイヤーの使用を推奨する。

7) **尿管鏡の進め方と視野確保**：円形の尿管鏡視野の中心と尿管内腔の中心が一致するよう尿管鏡を進める。

> **コツ** 視野確保
> ・ワーキングガイドワイヤーによる尿管の直線化
> ・生理食塩水の注入
>   過度の注入→尿路内圧上昇→尿管破裂・出血に注意
> ・排水、吸引も活用する。

b. 中部・上部尿管結石に対する硬性鏡を用いる TUL *

中部・上部尿管結石においても、前項「1）〜6）」は同様と考える。さらに、腸骨動静脈より末梢の中部尿管結石においては、「7）尿管鏡の進め方と視野確保」に関しても前項と同様であるが、それより中枢側の尿管結石においては異なる。すなわち、腸骨動静脈より中枢側の結石に到達するには、腸骨動静脈との交差部を越える必要がある。

通常、交差部の末梢側から中枢側を直接観察することができない場合には、内視鏡のワーキングチャンネルからガイドワイヤーを挿入し、この部分を直線化し、内視鏡を進める。

あるいは結石直下の尿管が屈曲している場合、腹壁より患側腎を挙上して尿管を直線化させ、ガイドワイヤーを併用して尿管鏡を進める方法もある。

しかし、直線化できない場合、あるいは結石到達に硬性尿管鏡を通じて抵抗を感じる場合は、軟性鏡を用いる TUL への変更を考慮する。**

なお、U1 結石でも R3 近傍の結石に対しては、はじめから軟性鏡を用いる TUL を選択すべきと考える。**

III TUL

2. 使用内視鏡

本委員会としては、TUL には先端径が 9F 以下の細径硬性尿管鏡の使用を推奨しているので、代表的なものをIII - 表 1 に示す。

III - 表 1 　細径硬性尿管鏡

製造元	製品番号	先端径/遠位径/近位径 (F)	鉗子孔 (F)	視野角 (°)	超音波砕石
OLYMPUS	A2940A	6.4	3.5	7	不可
	A2942A	8.6	5.5/2.5+3.0	7	可
WOLF	8712.402	6/7.5	4	0	不可
	8709.421	8/9.8	3/4	10	不可
	8705.402	8/9.8	5	10	可
STORZ	K27410 SL	7.5/9/10.5	3/4	8	不可
	K27430 L	8/9/10.5/11.5	5	8	可
CIRCON ACMI	UR-MR-6L	6.9/8.3/10.2	2.3/3.4	5	不可
	UR-MR0-742	7.7/9.2/10.8	5.4	5	可

3. 砕石装置の特性

現在 TUL、PNL で用いられる砕石装置には、超音波砕石装置、電気水圧衝撃波砕石装置（EHL）、パルスダイレーザー砕石装置、Ho：YAG レーザー砕石装置、空気圧による砕石装置の 5 種類がある。空気圧による砕石装置は、ballistic lithotriptor のことであるが、本邦で入手可能なものは Lithoclast® の商品名で知られた装置になる。これらの特徴をIII - 表 2 に示す。

PNL での砕石装置には、超音波砕石装置が最も有効と考えられるが、現時点で高性能な新型機種を国内で手に入れることは困難である。またパルスダイレーザー砕石装置も EHL も本体の入手が困難になっている。

また新規に装置を購入する際には、軟性鏡に使用できるものとできないものを十分に認識しておく必要がある。

A. 硬性鏡を用いる TUL

Ⅲ-表2 砕石装置の特性

砕石装置	砕石力	屈曲性	細径化	組織障害性	経済性	プローブ径	備考
超音波	◎～○	△～×	△	△	○	ウルフ(1.5,3.5mm) オリンパス(1.5,3.4,4.0mm) ストルツ(1.8,3.5mm)	一部細径のものは製造中止（アロカ）。新製品はあるが市場にでない。
EHL	◎	◎	○	×	○	ノースゲート(1.9,3.5,9F) ストルツ(1.6,3,4.5F)	屈曲性がよいため軟性鏡で下腎杯結石をねらえる。製造中止。初心者には向かない。
パルスダイレーザー	○	◎	◎	○	×	キャンデラ(250μm)製造中止	製造中止。ファイバーのみ供給。
Ho: YAG レーザー	◎	◎	◎	○～△	×	ルミナス(200,365,550,940μm) ニーク(250,300,400,600μm)	砕石片が細かい。
Lithoclast®	◎	△～×	△	◎	○	EMS(0.8,1.0,1.6,2.0mm径)	結石が上昇しやすい。

4. 砕石法の実際

a. はじめに

　砕石装置の種類としては超音波砕石装置、Lithoclast®、レーザー砕石装置などがある。それぞれに特徴があり、その特性を考えて用いることが必要である。しかしながら、現在の医療経済状況から考えて、すべての種類の砕石装置を用意することは困難であると思われる。現実には、それぞれの施設で手に入る装置で砕石を行うこととなる。

Ⅲ TUL

b. 砕石を始める前に

①使用する尿管鏡の操作チャンネルと操作器具との関係を確認しておく。操作用チャンネルの内径によっては超音波砕石プローブが入らない、あるいは処置具とプローブが同時に入らない場合があるので、前もって確認する。(Ⅲ-図3、Ⅲ-表1、2)

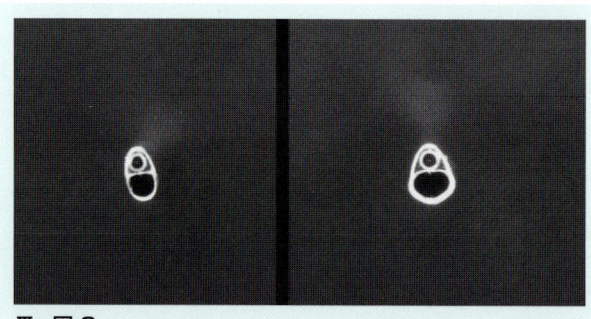

Ⅲ-図3

②操作チャンネルは2種類あり、直線のチャンネルはLithoclast®や異物鉗子など硬性の器具を用いるため、バスケットカテーテルなどフレキシブルなものは屈曲のあるチャンネルを使用する。

③初心者では尿路の確保のため、セーフティーガイドワイヤーを留置しておくことが推奨される。ガイドワイヤーにより尿管は直線化され、尿管鏡の挿入、結石への操作などが安全に行うことができる。また、尿管損傷などを起こし中止する場合にも、このガイドワイヤーにかぶせて、尿管カテーテルを留置することもできる。ガイドワイヤーは、尿管鏡の挿入前に挿入、留置したほうが上方に通りやすい。尿管鏡を挿入してからの場合は、尿管鏡を引きながらガイドワイヤーを挿入する。

> **コツ** 尿管鏡を押し込んだ状態では、上方の尿管が屈曲し、ガイドワイヤーが狭窄部や結石介在部を通過することが困難になりやすい。尿管鏡を引くことにより、上方の尿管が進展緊張することにより、ガイドワイヤーの上昇が容易となる。

c. 砕石の実際

1) 結石が視認できる場合(視野が良好の場合)

①結石が動く場合は、結石の上昇を防ぐため、バスケットカテーテルなどを上方に留置しておく。尿管の内腔が十分に広く、尿管粘膜の浮腫もなく、結石が動きやすい場合は、結石の上昇を防ぐ目的でできればバスケットカテーテルあるいは尿管閉塞用バルーンカテーテルなどを結石の上方に留置しておく。

A. 硬性鏡を用いる TUL

②結石がある程度上昇したら、結石を下方に移動させてから砕石する。

　結石が小さい場合は、特に上昇しやすく、結石を追ってどんどん腎盂に近づいていくこととなる。深追いせず、ある程度上昇したら、異物鉗子やバスケットカテーテルにて結石を下方に移動させる。

③結石をバスケット内で砕石する場合は、小さく砕石された結石片がバスケットのワイヤーの間から抜け出てしまうことに気をつける必要がある。

④バスケットカテーテル挿入時には、尿管の損傷に気をつける。

　バスケットカテーテルを挿入するときは、その先端で尿管壁を損傷することがあるため、挿入時の抵抗に注意を払い、透視下で行うか、できれば内視鏡の視野内で行うのが安全である。

> **落とし穴　尿管損傷の起きやすい状態**
> ・尿管の屈曲
> ・尿管内腔の狭窄
> ・尿管粘膜の炎症

⑤バスケットを開くときは先端が飛び出るので注意する。

　通常のバスケットカテーテルでは、バスケットを開くときには外筒はそのままで、バスケットの先が押し出され開くようになっている。

　このため、外筒よりバスケットの先がかなり突出するため、急にバスケットを開くと、その先で尿管粘膜を損傷、場合によっては尿管壁を貫いてしまうこともある。

> **コツ　バスケットを開くときは、カテーテル全体を引きながらバスケットを開く。**

III TUL

⑥砕石時、プローブの先が尿管壁に当たらないようにする。レーザーでは、カテーテルなどにも当てないようにする。大きな結石の場合、結石の辺縁から砕石していくが、尿管壁を損傷しないようにプローブの先が尿管粘膜に当たらないように注意深く砕石していく。特に EHL、レーザーでは注意が必要である。場合によっては、結石の辺縁からの砕石にこだわらずに、中央から砕石を行うことも必要となる。Lithoclast® で砕石する場合は、中央から砕石をして、その後尿管壁から引き離すように砕石を進めることが多い。

> **落とし穴**
> レーザー砕石：内視鏡や処置具の損傷・断裂
> 超音波砕石：砕石片の押しつけによる尿管粘膜下への埋没

⑦腎盂内圧が高くなったり、出血やパウダー状の砕石片で視野が悪くなった場合には、排水すると視野が改善する。しかし腎盂内圧が下がるため、再注入するとその圧力で結石が上昇してしまう。

> **コツ**
> 再注入時の注意
> ・少しずつ注入コックを開く。
> ・可能であれば、結石より腎側で注入を再開

⑧砕石片を除去する場合は、尿管粘膜を傷つけないように十分小さく砕石する。強力な超音波砕石装置を持っていれば、砕石と同時に細かくされた砕石片は吸引されるので効率はよいが、強力な超音波砕石装置を持っていない場合は、砕石片を除去する必要がある。尿管内腔が十分広い場合は、砕石片を異物鉗子やバスケットにて抽石するが、尿管内腔をできるだけ傷つけないようにある程度の大きさまで小さくする。

> **コツ**
> 抽石時の注意
> ・捕獲した結石と尿管鏡の間に尿管粘膜を挟まない。
> ・捕獲した結石を尿管鏡に可能な限り近づける。
> ・抵抗を感じたら、さらに砕石を追加

⑨細径の尿管鏡では、操作チャンネルが細く、いくつものカテーテルが入らない。バスケットカテーテルに結石を入れて引っ張ってきたが、尿管に引っかかってしまい、超音波プローブは太くて入らず、レーザーはなく、バスケットカテーテルから結石を

外せないというような状態になってしまう場合も想定される。Lithoclast® なら使用できるかもしれないし、だめならバスケットカテーテルの手元の操作する部分を外すか、切断してワイヤーだけにして、尿管鏡を引き抜き、再度その横から尿管鏡を挿入しなおし、結石を砕石する。くれぐれも無理にバスケットカテーテルを引っ張り出し、尿管を損傷するようなことはしないようにする。

⑩細かい砕石片は尿管鏡を抜くと、上方の圧力で一緒に排石される。
　Lithoclast® やレーザー砕石装置などでは、細かい砕石片が残るため、超音波砕石装置で吸引除去する。ある程度小さくなった砕石片は、尿管鏡を膀胱内まで抜いてくると上方の圧力により押されて一緒に排石される。

⑪終了する前に一度は造影をしながら、腎盂から尿管下端まで損傷の有無や通過性などを確認しておく。

⑫最後は尿管内腔を観察するためと細かい砕石片を流し出すために、バスケットを広げながら尿管鏡を膀胱内まで引いてくる。

2）結石が視認困難な場合（嵌頓結石など）＊

①砕石方法としては、超音波砕石が一番安全である。ただし、吸引により尿管内腔が閉じ、視野が得られなくなるため、吸引を調節しながら砕石を行う必要がある。

②視野が得られない場合は 20ml ぐらいの注射器で灌流液を注入し、視野を確保するようにする。場合によっては、尿管鏡の注入口に延長チューブをつけて、助手が注射器でゆっくりと灌流液を注入する。

> **コツ**　20ml ぐらいの注射器が手ごたえがわかり、圧の調節ができ、安全である。

③適宜、造影剤を注入して尿管の状態を確認する。
　視野を得るために用手的に灌流液を注入する場合、あまり圧をかけすぎると尿管損傷、腎盂破裂を起こすことがあるため、造影剤を注入して結石周囲の尿管の状態をチェックし、またどのぐらいの注入であれば大丈夫なのかを確認しておく必要がある。

④結石がみえた時点で、超音波プローブを結石に当てて砕石を行う。手ごたえと透視により、尿管鏡の方向を確認し、尿管の損傷や断裂に注意しながら砕石を進める。

> **落とし穴**　尿管鏡や超音波プローブの過度の屈曲は機器の損傷を招く。

⑤結石がある程度砕石されると、視野がよくなってくることが多い。

III TUL

⑥あまり下から押し上げるようにすると、尿管損傷の原因となるため、強く下から押し上げないようにして砕石する。できるだけ押し上げる力を弱くして砕石し、なるべく結石より腎側に至るようにする。

⑦結石より腎側に至れば一安心。
いったん結石部を通り、腎側に至ることができれば、尿管損傷を起こしたときでもカテーテルを留置して手術を終了することもでき、バスケットカテーテルなどで抽石することもできる。

⑧最後に、造影剤を注入して尿管の損傷がないことや通過性を確認しておく。通過性が悪いときや損傷があるときには、ダブルJカテーテルなどを留置する。

d. その他の注意

①超音波砕石装置では、プローブが断裂することがある。Lithoclast® もまれに断裂することがある。手前の根元付近で断裂する場合はよいが、時に先端近くで断裂することがある。この場合は異物鉗子で把持し、引き抜いてくる。＊＊

② TULに関しては、いつでも撤退ができるように考えて操作を進めていく。くれぐれも無理はしないで、危険を感じれば指導医と代わるか、二期的手術を考慮することが大切である。

B. 軟性鏡を用いるTUL
―上部尿管結石・腎結石に対する軟性鏡を用いるTUL―＊＊

1. 内視鏡の挿入方法と内視鏡操作

1) **治療場所**：X線透視が可能な手術室で行う。
2) **麻酔**：通常全身麻酔などの適切な麻酔下に行う。特に腎結石に対しては、呼吸性移動による内視鏡操作の妨げを防止（調節）できるので、全身麻酔を推奨する。
3) **治療体位**：截石位で、肺血栓塞栓症予防のため、弾性ストッキングなどの防止策を行う。
4) **使用・準備機器**：TULには基本的にはビデオシステム、先端外径7.5F以下の軟性尿管鏡（III-表3-1）、砕石装置を使用する。なお、上部尿路における内視鏡操作時には、灌流液として生理食塩水を使用することを推奨する。

5) **尿管鏡挿入方法**：尿管鏡を直接尿管内へ挿入することも可能であるが、嵌頓結石症例では尿管の屈曲や粘膜浮腫のため、尿管鏡の挿入が難しく、時として膀胱内で尿管鏡がたわんでしまい意図した操作ができないことがある。ここではピールアウェーシースを用いる方法を示す[3]。

6) **ピールアウェーシースの挿入**：膀胱鏡下にガイドワイヤーを患側尿管へ挿入し、X線透視にて結石への到達を確認する。ここで女性ではガイドワイヤーだけを残して膀胱鏡を抜去、男性ではガイドワイヤー、膀胱鏡外套を残して光学視管を抜去する。次にX線透視下に通常外径10Fのイントロデューサーと12Fのシースをガイドワイヤーにかぶせて尿管内に挿入する。

   通常、この操作は尿管口の拡張を必要としないが、症例によってはピールアウェーシースの挿入の際に強い抵抗があり、シースの進みがスムーズでないことがある。この場合は、無理に挿入しようとせず、バルーンダイレーターを用いて尿管口の拡張を行う。

7) **軟性尿管鏡の挿入**：ガイドワイヤーとイントロデューサーを抜去し、ピールアウェーシースのみ残す。シースの手元先端を裂いて把持（固定）し、シース内に尿管鏡を挿入する。

> **コツ**
> - 男性ではピールアウェーシースが、膀胱鏡外套と尿管口の間で折れ曲がることがあるので、膀胱鏡外套の位置が変わらないように注意する。
> - 最近のaccess sheathは折れ曲がりにくく、尿管鏡の挿入が容易になった。

8) **尿管鏡の進め方と視野確保**：シース先端まで尿管鏡を進めると、直視下に尿管内腔が現れる。時に尿管粘膜が尿管鏡先端に当たり、視野に尿管内腔が現れない場合がある。これは尿管鏡とともにシースも上方に進み、尿管が屈曲したり、たわんだりするためである。この状態で尿管鏡を押し込もうとしても尿管損傷をきたすだけであり、無理な挿入は避けるべきである。この場合、手元でシースを把持するか、シースを引き気味にするほうが、尿管が直線化しスムーズに尿管鏡を進めることができる。

9) **結石へのアプローチ**：結石までの尿管は、嵌頓結石直下のポリープや粘膜の浮腫状狭窄を除けば、多くの場合、尿管鏡のワーキングチャンネルから生理食塩水を注入する操作（必要に応じ10～20mlの生理食塩水を用手的に加圧注入）により、尿管鏡を進めることが可能である。

III TUL

> **コツ** 尿管の屈曲により尿管鏡が結石に到達できない場合は、肋骨弓下に手指を入れ、患側腎を挙上させると尿管が直線化する（III-図4）。

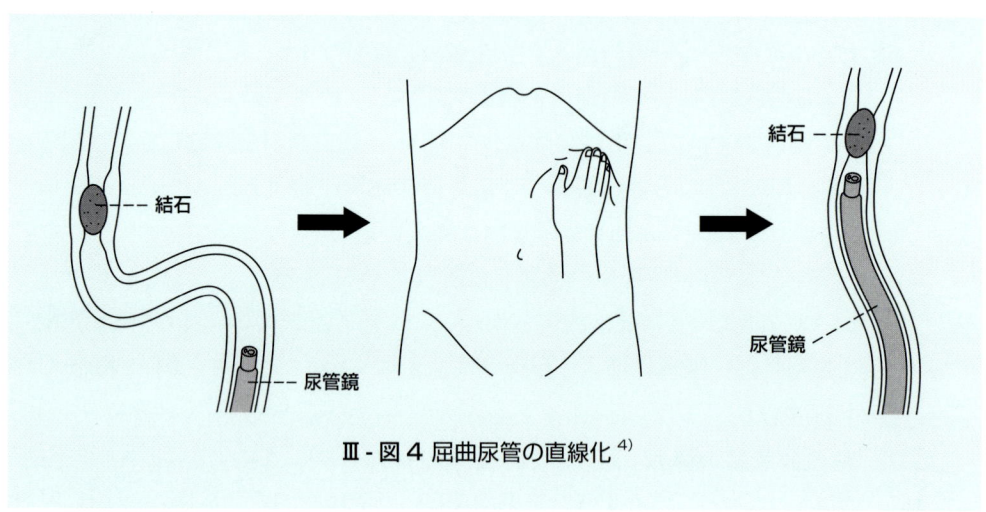

III-図4 屈曲尿管の直線化[4]

2. 使用内視鏡

現在市販されている軟性鏡をIII-表3に示す。近年、新しく開発された軟性鏡がACMI[5]、STORZ[6]とOLYMPUSから相次いで発売された。ともに下腎杯へのアプローチを容易にするために、湾曲角を大きくしている。さらにDUR-8Eでは第2湾曲角が存在する。従来、軟性鏡では湾曲部に故障が起こりやすく、また鉗子類挿入で湾曲角が著しく減少することがいわれてきた[7]。しかし今回発売された3機種では、これらに関してもかなりの改善がみられている[8]。

III-表3-1 各軟性鏡の特徴

製造元	製品名 （製品番号）	有効長 (cm)	先端部外径/ 挿入部外径 (F)	操作孔 (F)	視野角 (field of view)	第1湾曲角 (up/down)	第2湾曲角 (up/down)
ACMI	AUR-7	65	7.2/7.4/11.0	3.6	80	170/180	-
	DUR-8	65	6.75/8.7/10.5	3.6	80	170/180	-
	DUR-8E	65	6.75/8.7/10.5	3.6	80	170/180	0/130
OLYMPUS	URF-P3	70	6.9/8.4	3.6	90	180/180	-
	URF-P5	70	砲弾型5.3/8.4	3.6	90	180/275	-
STORZ	11274AA	70	7.4/8.5/8.9	3.6	90	170/120	-
	11278AU	65	6.7/7.5/8.4	3.6	88	270/270	-
WOLF	7324.172	70	7.5/7.5	3.6	60	130/160	-

第2湾曲角を持つものはDUR-8Eのみ

Ⅲ-表 3-2　処置具挿入による湾曲角度の減少率（％）

	ACMI DUR-8 Elite	ACMI DUR-8	STORZ 11278AU	STORZ 11274AA	OLYMPUS P-5	OLYMPUS P-3
200 μm レーザーファイバー	12	20	58	8.9	13	19
365 μm レーザーファイバー	60	29	69	9	31	42

文献 4）とオリンパス資料より作成
湾曲角度が up と down で異なるときは、湾曲角度の大きいほうで評価

3. 砕石装置を含めた砕石法の実際

　ここではレーザー砕石装置について述べる。レーザー砕石装置は Ho:YAG レーザーがあると便利である。パルスダイレーザーと違い、結石の硬度や色素に影響されず、砕石が可能である。レーザーファイバーも細径のものが開発され、尿管鏡の可動性を損なわず、また操作中の灌流が確保できるため良好な視野を得ることができる。

解説：レーザー砕石*

　直視下にレーザーファイバーの先端を結石に押し当てて砕石する。必ず結石だけを照射するように心がければ安全である。
　砕石片が腎盂内にプッシュアップされた場合は、腎盂内まで尿管鏡を進め、砕石を追加する。**

コツ　大きな結石は、まず結石の一部を貫通し、結石より腎側尿管まで尿管鏡を進めた後、尿管鏡を結石介在部まで引き戻して、残りの結石を砕石すると尿管損傷の危険が少ない。

C. 合併症とその対策

1. 合併症の種類と頻度

　TUL は本来低侵襲手術であり、合併症なく砕石・抽石が行われれば、短期間の

III TUL

入院にて早期に社会復帰が可能な術式である。しかし、合併症によっては、入院が長期になったり、腎機能に大きな障害を残したりする可能性がある。

起こりうる合併症の種類とその対策を知ることは、TUL を実施するにあたり、きわめて重要な必要条件である。TUL において、重大な術中合併症としては、尿管損傷が第一に挙げられる。尿管損傷はその程度により粘膜損傷、尿管穿孔および尿管断裂に分類される。経験の多い施設でも尿管穿孔の頻度は 1％前後、最も重篤な尿管断裂も 1％弱発生している。そのほかの一般的な合併症は、疼痛、血尿および発熱がある。発熱の中でも重篤なものは敗血症に至るものであるが、頻度はきわめて少ない（III-表4）[9)-15)]。

III-表4　TUL の合併症

著者	Blute, et al.[9)]	Abdel-Razak and Bagley[10)]	Harmon, et al.[11)]	Grasso and Bagley[12)]	Puppo P, et al.[13)]	Butler MR, et al.[14)]	Aridogon IA, et al.[15)]
発表年	1988	1992	1997	1998	1999	2004	2005
症例数	346	290	209	584	378	1936	979
疼痛	-	9.0	3.5	5.5	-	-	18.4
発熱	6.2	6.9	2.0	1.4	-	-	-
血尿	0.8	3.1	0	0.9	-	-	7.3
灌流液溢流	0.6	1.0	-	-	-	-	-
尿路感染症	-	1.0	-	1.6	-	-	5.0
腎盂・腎炎	-	-	-	0.5	-	-	-
結石腎内逆流	-	-	-	-	5.8	-	7.2
尿管穿孔	4.6	1.7	1.0	0	1.3	0.9	1.7
尿管狭窄	1.4	0.7	0.5	0.5	-	-	-
尿管断裂	0.6	0	0	0	0.3	0.22	0.4
ユリノーマ	0.6	-	0	0	-	-	-
敗血症	0.3	0	0	0	-	-	0

2. 合併症の原因とその対策

a. 尿管損傷

1) **原因**：尿管損傷のほとんどは、超音波プローブ、バスケットカテーテルおよび尿管鏡などの機器の不適切な使用の結果として起きる、いわゆる医原性の合併症である。すなわち、避けるべきで避けることのできる合併症である。尿管損傷は尿管鏡では挿入時に、砕石プローブでは砕石時に、抽石器具では抽石時に起きやすい。尿管損傷の中でも最も重篤なものが尿管断裂であり、尿管新吻合術などの救急手術が必要になる。

C. 合併症とその対策

2）対策

①尿管鏡挿入時：挿入時の尿管損傷は、尿管鏡の先端で尿管粘膜を傷つけて起きる。硬性尿管鏡の多くは、5 ないし 12 度ほどの前方斜視鏡である。尿管の中央をみながら尿管鏡を挿入しても、尿管鏡の先端が尿管壁に当たっていることがある。尿管鏡の挿入に抵抗があるときは、尿管鏡を少し引き抜いてから、やや下方をみるようにして進めるとよいことが多い。

> **コツ** 尿管鏡の挿入に抵抗が強いときには、再度ガイドワイヤーを留置した後に、尿管鏡を抜去してから、尿管バルーンカテーテルで 10 〜 12F 程度まで尿管拡張を行うとよい。

②超音波および Lithoclast® 砕石時：砕石プローブで砕石するときには、プローブの先端と結石を確実に確認できる状態で砕石を進めることが大切である。また、プローブの先端が尿管粘膜に当たらないように注意しなければならない。また、プローブを結石に強く当てて砕石すると、結石が割れた瞬間にプローブが中枢側に急激に進むことがある。幸いプローブが進んだ先が結石か尿管内であれば問題はない。しかし、尿管が屈曲している場合には、プローブが進んだ先は尿管壁である。この場合には程度の差はあるが、尿管損傷をきたすことになる。

> **コツ** 尿管損傷に注意する部位：小骨盤腔上縁付近から総腸骨動脈交差部まで。
> 小骨盤腔上縁から腎側：結石の腹側より砕石

③レーザー砕石時：Ho:YAG レーザーや EHL では、砕石プローブ先端で衝撃波や熱が発生するので、尿管壁に直接当たらなくても、近づいただけで尿管損傷が起きるので注意が必要である。

④抽石時：鉗子類を使用する場合には、鉗子の全体がみえる状況で結石の捕獲および抽石を行うべきである。盲目的操作は熟練した術者でも緊張して行うもので、初心者は行ってはいけない。

バスケットカテーテル類で結石を捕獲する場合にも、できるだけ直視下に行ったほうがよい。みえないところでバスケットカテーテルの先端が尿管を損傷したり、バスケットが尿管粘膜をつかんだりして尿管損傷の危険性が高くなる。バスケットカテーテルで細くした結石を抽石するときに抵抗がある場合には、特に注意が必要である。いったんバスケットカテーテルを開いて結石捕捉を解除した後に、バスケットカテーテルを抜いて再度砕石を行ったほうがよい。

III TUL

> **コツ** バスケットカテーテルは、ステンレススチール製のものより、ニチノール製のほうが尿管損傷をきたしにくい。

3) **処置**：尿管損傷をきたした場合、損傷が軽微な粘膜損傷の場合、造影で閉塞や溢流がないことが確認できたら、特に処置を加える必要はない。問題がある場合には尿管ステントを留置する。

> **コツ** 穿孔をきたした場合
> ・灌流液や造影剤を尿管外へ溢流させない。
> ・尿管ステントを留置して手術を中止
> ・穿孔部が治癒してから再度 TUL

b. 腎盂腎炎や敗血症など尿路感染症に起因する合併症

1) **原因**：尿路感染症に起因する合併症は、術前の尿路感染症に起因する場合と、術後に尿路閉塞が起きる場合がある。術後に尿路感染に起因する疼痛や発熱などの症状が起きるのは、凝血塊、砕石片および尿管内浮腫などにより尿路閉塞が起きている場合が多い。

2) **対策**：既知の術前尿路感染症は、当然ながら適切な化学療法で治療されるべきである。しかし尿路完全閉塞の場合、腎盂内の感染尿が膀胱内になく、尿検査で尿路感染の所見が見いだせないことがある。血液所見などで感染の存在が疑われる場合には、特に留意して術前後の化学療法を十分にすべきである。超音波検査などで閉塞が確認されたら、尿管ステント留置または尿管鏡による閉塞除去を検討すべきである。

> **コツ** 尿管ステントの閉塞
> ・サイドホール（側孔）のある尿管ステントが閉塞した場合、サイドホールなしのものに変更

D. パスを含めた周術期の管理

1. はじめに

　クリニカルパス（clinical pathway）は 1986 年にアメリカ合衆国看護師 Karen Zander が DRG/PPS（Diagnosis Related Group/Prospective Payment System）に対応するために、医療現場にはじめて以来、多くの疾患においてクリニカルパスが導入され、医療の標準化、業務の効率化および入院期間の短縮に寄与してきている。泌尿器科においては、1998 年に Liao ら[17] TUR-P のクリニカルパスを初めて報告し、入院日数の短縮を確認している。日本でも 2000 年以来、TUR-P のクリニカルパスに関する多くの報告で、入院日数の短縮と医療費の減少が証明されている[18]。そのほかにも泌尿器科においても、多くのクリニカルパスが診療に有用であることが示されている[19]。また、日本 Endourology・ESWL 学会の尿路結石内視鏡治療標準化委員会では標準症例と規定された 10mm 以上の下部尿管結石を対象に TUL のクリニカルパスを示している[20]。

2. TUL のクリニカルパス

　入院は、原則的に麻酔下手術なので、手術前日とする。術翌日に砕石効果などを判定、術後 2 日目には全身状態・検査成績などを検討し退院評価を行う。退院可能と判断できた後、術後 3 日目退院とする（Ⅲ-図 5）。術後 2 日目に問題なければ退院も可能とする。

Ⅲ TUL

Ⅲ-図5

D. パスを含めた周術期の管理

Pt-ID：　　　　　　　　主治医：
　様　　　歳　性別：　　　担当看護師：

手術翌日 1月1日	術後2日目 1月2日	術後3日目（退院日）1月3日
・経口摂取後問題ない ・夜間良眠できる	→	・退院に不安がない
常食	常食	常食
病棟内自由（坐位・歩行へ） （頭痛・悪心時は延期） シャワー浴可 トイレ	病院内自由 シャワー浴可 トイレ	病院内自由 入浴可 （熱がなければ） トイレ
・X線検査（KUB） ・採血（CBC、S20） ・腹部エコー（腎）		
・術後点滴 ①ラクテック　500ml ②フィジオNo3 500ml ③セファメジンα1gキット(1日2回 朝・夕)		
・常用薬服用開始		
・更衣 ・（朝）留置カテーテル抜去 　（主治医確認）		
・診察 ・歩行状況	・抗菌薬内服の必要性評価 ・ENT評価、日時決定	
	・再発予防指導 ・外来予約、検査指示	・服薬指導（薬剤師） ・退院指導
		・再来予約確認
	・退院サマリー ・添書、報告書等作成	・医事請求

医療法人　原三信病院
福岡市博多区大博町1-8
TEL(092)291-2424
FAX(092)291-2424

Pt-ID：　　　　　　　　主治医：
　様　　　歳　性別：　　　担当看護師：

手術翌日 1月1日	術後2日目 1月2日	術後3日目 1月3日
常食	→	→
病棟内自由 （座位・歩行へ） （頭痛・悪心時は延期） シャワー浴可 トイレ 管が入っています	病院内自由 シャワー浴可 トイレ	病院内自由 入浴可 （熱がなければ） トイレ
X線検査・採血・腹部エコー		
・術後点滴をします		
・常用薬の服用が再開できます		
・更衣します ・（朝）尿の管を抜きます		
	・退院評価 ・退院日時決定	
いします		
		退院指導 服薬指導 （薬剤師）
		・医事請求があります
万円ぐらい 万円ぐらい　　　　　　概算です		

医療法人　原三信病院
福岡市博多区大博町1-8
TEL(092)291-2424
FAX(092)291-2424

III TUL

3. クリニカルパスの効果

　TUL のクリニカルパスについての有用性についての報告は、今のところないが、TUL 目的入院症例において、クリニカルパス使用は入院期間および医療費の点で効率的な診療が可能と考えられる。TUL においては、クリニカルパスの積極的な利用のうえ、検証が望まれる。

4. クリニカルパスにおける周術期の管理

　クリニカルパスにおける周術期の管理では、術後の尿路閉塞の評価と管理が大切である。術翌日には、KUB、超音波検査および血算、血液生化学検査は欠かせない。もちろん、体温測定および自覚症状の把握はいうまでもない。

　尿路閉塞により、発熱や疼痛をきたすことがあるので、特に注意が必要である。砕石片や凝血塊による尿管閉塞の危険性には、常に留意すべきである。尿路閉塞が軽度の場合には、消炎・鎮痛処置で対処できるが、重症の場合には、尿路閉塞の解除のために尿管ステントの留置または尿管鏡による閉塞原因の除去が必要になる。術後に尿管ステントが留置されている場合でも、ステントの閉塞が起きることはまれでもないので注意が必要である。

　TUL 後の尿路閉塞時には疼痛が必然的と思われるが、少ないながらも疼痛のないこともある。その頻度は2.9%との報告もあり、無視できないものである[21]。尿路閉塞の診断法としては、超音波検査で十分なことが多い。しかし、時に不十分なこともあるので、疑念のあるときにはIVP（DIP）またはCTが推奨される。

　また、尿管ステントが置かれているときには、尿管ステントによる膀胱刺激症状、肉眼的血尿および腰痛などの自覚症状が強い場合がある。その場合には、むしろ尿管ステントを抜去したほうがよいが、抜去後の残石や浮腫などによる尿路閉塞への注意が必要となる。

E. 治療効果判定

1) **TUL の治療目標**：対象とする尿管結石の完全排石と尿路閉塞の解除。
2) ここで治療効果判定を行う結石は、主として TUL 単独療法を行うものに限る。

3) 最終 TUL 治療後 1 か月以内に、残石の大きさと術前と比較した閉塞の解除（水腎の状態）を検討し、必要に応じて追加治療を行う。
4) **治療効果判定**：最終 TUL 治療後 3 か月以内に行う。
残石無し（完全排石）かつ閉塞解除（水腎症の改善）したものを成功例と判定する。

F. TUL のコツと落し穴

1. stone street に対する TUL のコツ*

> **コツ**
> - 最下端の砕石片より砕石を開始
> - ワーキングチャンネルから生理食塩水を注水し、視野の確保に留意
> - 手術の終了目標は尿管ステントの留置時点

尿管ステントが留置されている場合は、ステントを抜去する際にステント内にガイドワイヤーを挿入し、これをセーフティーガイドワイヤーとして砕石すると安全である。尿管ステントが留置されていない場合は、ガイドワイヤーが挿入できる時点でいったん砕石を止め、尿管ステントが留置できるならば終了してもかまわない。

Ⅲ TUL

2. 視野確保のコツ

> **コツ**
> - 過度の注水に注意
> - 視野確保のためには注水だけでなく、排水、吸引もある。
> - 内視鏡の視野の中心と尿管内腔の中心を一致させる。
> - ガイドワイヤーで尿管を直線化
> - 用手的に腎を頭側に移動させ、尿管を直線化
> - 軟性鏡では、L字型コネクターやワーキングチャンネル用アダプターを活用し、注水とガイドワイヤー挿入を同時にできるようにする（Ⅲ-図6）。

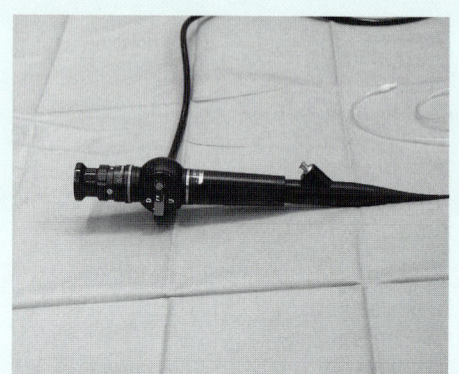

軟性鏡（ワーキングチャンネルは1個のみ）

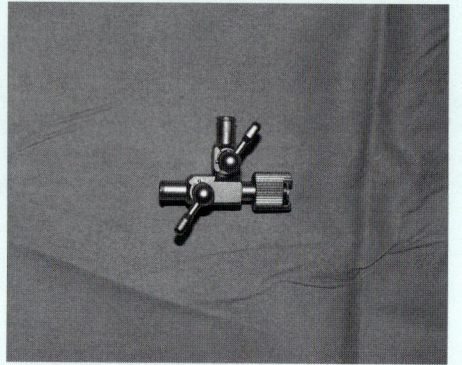

L字型コネクター

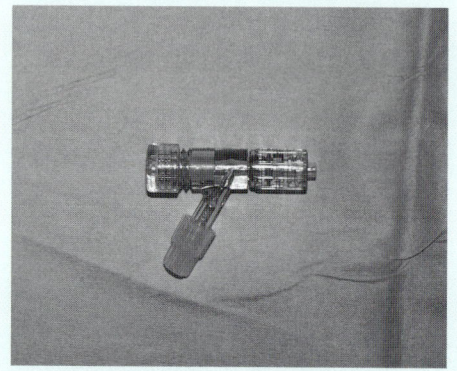

ワーキングチャンネル用アダプター

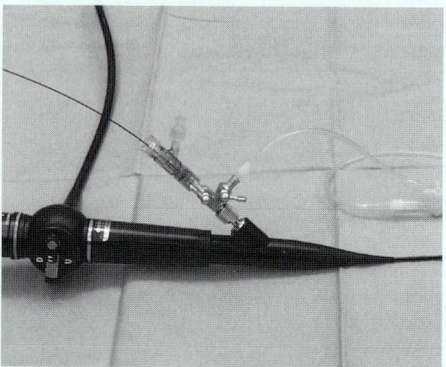

コネクター、アダプターを装着

Ⅲ-図6

3. 結石のプッシュアップに対するコツ

a. 起こさないコツ

> **コツ**
> - 過度の注水に注意
> - 尿管鏡の挿入、砕石操作を愛護的に行う。
> - 尿管閉塞用バルーンカテーテル、バスケットカテーテルなどを結石の腎側に留置し、砕石を行う。

b. 起こしてからのコツ

> **コツ**
> - 硬性鏡で深追いをしない。
> - 軟性鏡を用いて硬性鏡で TUL できる位置に戻す。
> - 軟性鏡を用いる TUL に変更する。

4. 尿管の狭窄、ポリープ、屈曲などがある場合のコツ*

a. 結石の手前に狭窄がある場合

1) 細径の尿管鏡が通らない場合は、結石の横を通したガイドワイヤーに尿管バルーンダイレーターをかぶせ、透視下に確認しながら狭窄部を通し拡張する。
   結石の直下で狭い場合は、結石によって狭くなっている場合があり、結石が砕石除去されると、尿管鏡が通るようになることがある。狭窄部の向こうに結石が視認できれば、砕石を行い、尿管鏡が通るようになるか否かを試してみる。通らない場合は拡張を行う。

> **コツ**
> 尿管バルーンダイレーションは、尿管鏡下に行い、拡張後、バルーンを閉じながら尿管鏡を上げると通りやすい。

Ⅲ TUL

2) 拡張は尿管壁の損傷を伴うため、通常よりも尿管壁の穿孔や断裂を起こしやすい。
   このため、拡張後はくれぐれも無理な力を加えないように尿管鏡の操作を行う。

> **落とし穴** 複数の箇所に狭窄がある場合、下方の狭窄部を拡張後、上方の狭窄部で無理な力を加えると、下方の拡張部に尿管損傷をきたすことがある。

3) 尿管鏡を進めるときに、尿管壁が通り過ぎていくようにみえるときはよいが、視野が変わらず尿管壁が一緒に動くときには、危険なサインなので操作を止める。
4) 狭窄部に結石がある場合には、結石が尿管壁にくっついていることや、埋もれていることが多いため、結石を尿管壁から剥がすようにして砕石する。
5) 結石より腎側に尿管鏡を置き、少しずつ引きながら結石を確認し、採石、抽石を行う。

> **コツ** 尿管が拡張して、結石確認が困難な場合
> ・灌流液の注入を止めたり、排水、吸引を行う。

b. 結石の手前にポリープがある場合

1) ポリープが邪魔にならなければ、そのまま砕石をする。
   炎症性ポリープの場合は、ポリープはそのままとする。結石がみえない場合は、生検鉗子にてポリープを摘除しながら結石に至る。ポリープを摘除すると出血し、視野が悪くなるため、結石が少しでもみえるようであれば、先に結石を砕石するようにする。
2) レーザーは視野のよいときに使用する。
   レーザーを使用する場合は、出血は少なくなるが、視野が悪いと尿管壁を損傷する可能性が高くなる。視野がある程度とれ、ポリープの確認ができる場合に使用する。
3) ポリープで結石がみえないときも、最小限のポリープ摘除にとどめておく。

> **コツ** ポリープで結石がみえない場合
> ・生検鉗子にて結石がみえる程度までポリープを摘除

4) 出血やポリープでみえにくいときには、灌流液を注入して視野を得ることもあるが、前述したように注意をしながら注入を行う。
5) 適宜、造影剤を注入して尿管、ポリープ、結石などの状況を確認することも必要である。
6) 結石が尿管粘膜にくっついている場合は、ある程度大きいうちに異物鉗子や超音波砕石装置のプローブ先で尿管粘膜から引き離すようにしてから砕石を続ける。
7) 粘膜が浮腫状になっており、結石片が埋もれてみえないこともあるため、透視で確認したり、視野をよくするためにバスケットを広げながら尿管鏡を引いてきて残石を確認する。

c. 尿管の屈曲などでガイドワイヤーが通らない場合**

尿管が屈曲していて、どうしてもガイドワイヤーが上昇しない場合は、腎瘻を造設して順行性にガイドワイヤーを挿入すると通りやすいことがある。

> **コツ** 逆行性にガイドワイヤーが挿入できない場合
> ・順行性にガイドワイヤーが膀胱まで挿入できた場合:TUL ないし PNL
> ・順行性にガイドワイヤーが結石介在部を通過しなかった場合:PNL

5. 尿管穿孔に対するコツ

a. 結石アクセス前

①尿管穿孔、尿管損傷は、はじめのガイドワイヤー挿入時から、手術終了まで尿管操作中には、いつでも生じる可能性がある。ガイドワイヤーやバスケットカテーテルなど挿入時の手ごたえや走行などに注意が必要である。

> **落とし穴** ガイドワイヤーは時には抵抗なく尿管外に出てしまうことや、尿管粘膜下に入り、再び腎側で尿管内に戻ってくるということもあるので、尿管鏡による確認が必要。

②明らかに尿管内腔より外に出ていると思われた場合は、再度ガイドワイヤーやカテーテルを入れなおす。
③砕石前で穿孔・損傷が小さく、結石が簡単に処理できるような症例であれば、

III TUL

気をつけて手術を続けるが、そうでない場合は無理をせずに後日に延期する。結石より下部で損傷が小さければ、ステントの留置は必要ない。＊

b. 砕石中

①砕石中には砕石装置による損傷や尿管鏡自体による損傷がある。砕石に夢中になり、気がつけば尿管外に結石を押し出していたということもある。適宜、造影剤を注入し、尿管の形態、損傷の有無など状態を確認する。

②尿管損傷部に、結石が入り込んだ場合は速やかに異物鉗子にて取り出し、押し込まぬようにする。＊＊

通常、感染さえなければ、尿路外に出た破砕片は大きな障害とはならない。

③損傷がごく軽度の場合や、あと少しで砕石が終わる場合は、注意をして手術を続けてもよいが、砕石の前半で損傷がひどい場合は、尿管断裂の危険があるためステントを留置し、TUL は中止する。＊

④ステント留置が困難な場合は、腎瘻を造設する。＊＊

c. 砕石後

残石がなく、ごく軽度であればステントなしでもよい。残石があれば、残石が下降することにより尿管が閉塞し、損傷部よりの尿の流出の可能性があるのでステントを留置する。ステント留置が無理であれば、腎瘻造設をする。

6. ESWL の併用

完全砕石が困難な場合、尿管ステントを留置し、後日 ESWL を併用する。

7. 術後合併病変に対する内視鏡検査と内視鏡治療

1) 残石を KUB のみで評価しない。
2) 術後の閉塞（水腎症の未改善）を見落とさない。
3) 閉塞解除あるいは水腎症の改善を認めない症例は、微小残石か尿管狭窄が疑われるので、追加治療、尿管鏡検査あるいは慎重な経過観察が必要である。

8. 尿管断裂に対するコツ

a. 尿管断裂の原因

　　尿管断裂は1％弱発生している。尿管断裂の原因としては、強引に尿管鏡を挿入した場合と、結石を捕獲したバスケットカテーテルを強引に引き抜いた場合がある[15]。

> **コツ**　バスケットカテーテル抜去困難な場合
> ・バスケットカテーテルを操作部より切断し、尿管鏡をいったん抜去
> ・尿管鏡を再挿入し、捕獲された結石を砕石し、バスケットカテーテルを抜去

b. 尿管断裂への対策

　　尿管断裂は重篤な合併症なので、緊急に対策が必要となる。多くの場合、開腹手術が必要になる。実際、ほとんどの報告で尿管新吻合術がなされている[15]。幸運にも内視鏡的に尿管ステントが留置できた場合でも、術後に高度の尿管狭窄となり、修復術が必要になる可能性があることに留意すべきである[16]。

9. 術後の尿管狭窄要因

a. 尿管狭窄の原因と予防

　　尿管狭窄の原因では、尿管損傷に起因するものが最も多いと考えられる。尿管狭窄の原因となる尿管損傷は機械的なもののほかに、特にHo:YAGレーザーの熱によるものがある。尿路感染も尿管狭窄の原因または誘因になると思われる。尿管損傷による尿管狭窄予防のために、尿管損傷が大きい場合には、尿管ステントを留置することである。留置期間を科学的に証明したものはないが、専門家の意見として2週間以上が望ましいと考える。

> **コツ**　Ho：YAGレーザーの熱傷対策
> ・レーザーファイバーを尿管粘膜より離す。
> ・灌流液流量、パルス頻度および砕石時間を調整

III TUL

b. 尿管狭窄への対策

　重大な閉塞がある場合でも、疼痛などの尿管閉塞の自覚症状がないことが時々ある。報告では尿管閉塞があっても自覚症状のないものが23%と比較的多いことが示されている[21]。TUL術後1か月以内に尿路閉塞の有無を超音波または排泄性尿路造影で確認することが必要である。

　尿管狭窄を合併した場合には、早急に対応すべきである。尿管バルーンカテーテルで10F以上まで尿管を拡張した後、尿管ステントを2週間以上留置する。

> **コツ** 尿管狭窄に対する治療
> ・バルーンダイレーション→経尿道的尿管切開術→尿管新吻合術（開放あるいは鏡視下手術）

10. 尿管ステント留置条件

a. 尿管ステント留置の歴史

　従来、TUL後には尿路閉塞予防のために尿管ステントが常識的に留置されてきた。しかし1999年にHoskingら[22]が尿管ステントの不必要性を提唱して以来、問題のないTUL術後の尿管ステント留置は疑問とされるようになった。特に近年細径の尿管鏡とHo:YAGレーザーやLithoclast®のような尿管損傷の少ない砕石法が普及してきてからは、一般的には尿管ステントは留置されない傾向となっている。

b. 尿管ステント留置に関する研究

　最近まで尿管ステントの有用性については、大規模なものはないが、多くの比較試験がなされ、尿管ステント留置は膀胱刺激症状が強いために推奨していない報告が多い[23)24)]。一方、尿管ステント留置無し群で、尿路閉塞の頻度が有意に高く、留置無し群でのみ再入院が12%もあるとの比較試験もある[25]。

c. 尿管ステント留置の条件

　尿管ステント留置がTUL後の尿路閉塞を回避できる可能性が高い反面、尿管ステントにより膀胱刺激症状出現の頻度が高くなる。そこで一般的には、術前に結石周囲に浮腫や狭窄があった症例、術中に尿管口拡張を行った症例、手術時間が1時間近くと長い症例および術後に尿管が浮腫や損傷をきたした症例に限って尿管ステントを留置することが推奨される[26]。また砕石法や患者条件により尿管ステント

留置の必要性は変わってくる。すなわち尿管ステント留置の必要性は EHL で最も高く、Lithoclast® と超音波砕石装置がこれに続く。Ho:YAG レーザーでは砕石片がきわめて小さいので、尿管ステント留置の必要性は最も低くなる。患者条件では単腎症例、上部尿路感染症併発症例でステント留置の必要性は高くなる[27]。

> **コツ**
> ・尿管ステント非留置例：
>   術後に上部尿路閉塞、有熱性上部尿路感染症が合併した場合には尿管ステント留置が必要
> ・尿管ステント留置例：
>   膀胱刺激症状が高度の場合にはステント抜去も考慮

IV PNL

Ⅳ PNL

A. PNLのための局所解剖

　腎は重要臓器と接しており、これらを傷つけないように腎瘻ルートを設計するためには、腎の局所解剖について熟知している必要がある。

1. 腎の傾き（Ⅳ-図1）

1) 腎は、円錐形（トウモロコシ型）をした大腰筋の上に乗っているため、前額面、横断面、矢状面のいずれにおいても、わずかに傾いている。
2) すなわち前額面では、腎の長軸を結んだ線が上方で交差、横断面では、腎の横軸を結んだ線が前方で交差、矢状面では、腎上極が後方へ傾いている。
3) 腹臥位では、腎が大腰筋から離れるため、これらの傾きがさらに変化する。

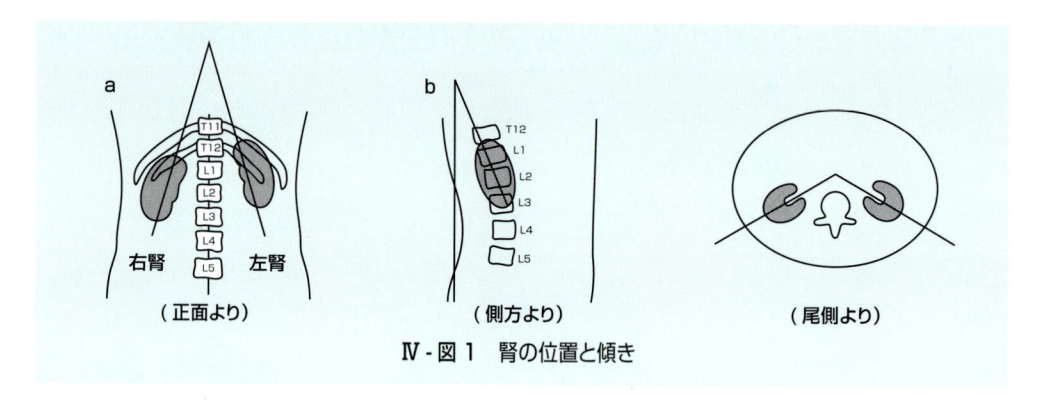

Ⅳ-図1　腎の位置と傾き

2. 腎の内部構造（Ⅳ-図2、3）

1) 腎は、実質および尿路からなる。
2) 実質は、皮質と髄質とからなる。
3) 髄質の腎杯側は、腎杯内に突出し、腎乳頭を形成する。
4) 腎皮質は、典型的な例では14個の腎葉からなる。
5) 腎葉は、前列の7個（図：①〜⑦）と後列の7個（図：⑧〜⑭）が基本形。
6) 中心部では、1腎葉が1個の腎錐体につながり、乳頭を形成し腎杯に注ぐ。
　この部の腎杯は、前列（図：③〜⑤）と後列（図：⑩〜⑫）に分かれて配列している。
7) 上下極では、となりあった腎葉の髄質、乳頭が癒合している。
　最上部では、前列の2つの乳頭（図：①、②）と後列の2つの乳頭（図：⑧、⑨）

がそれぞれ小腎杯を形成したのち、さらに合流してひとつの大腎杯となる。すなわち、計4個の腎葉でつくられた尿は、ひとつの大腎杯に注ぐ。

最下部は、前列の2個（図：⑥、⑦）と、後列の2個（図：⑬、⑭）の腎葉所属の乳頭が一つの腎杯に接する。

8) 結果として、7つの前列腎葉と、7つの後列腎葉が、8個の腎杯へ注ぐことになる。

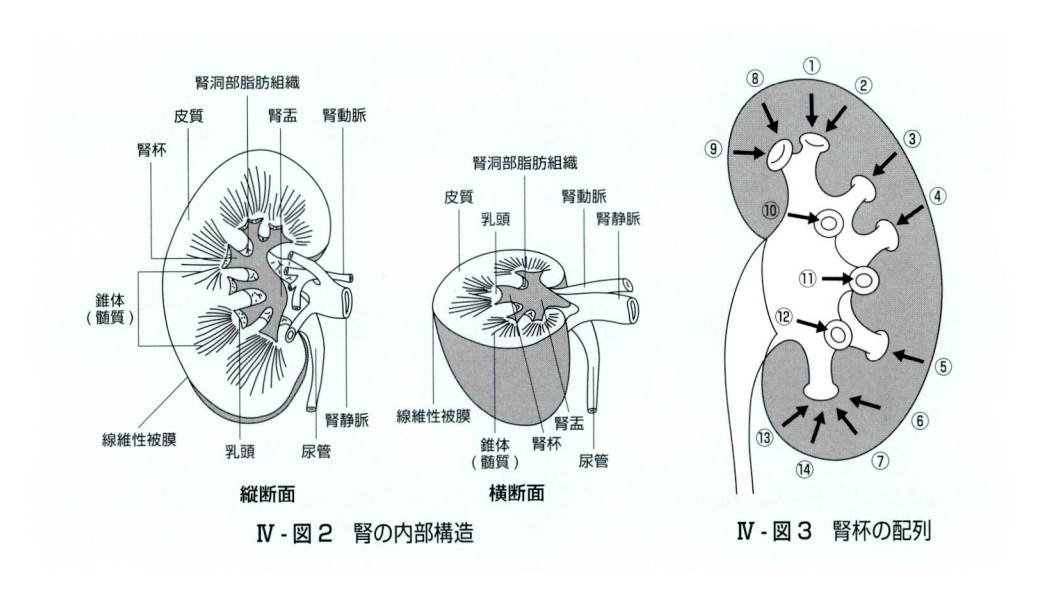

Ⅳ-図2　腎の内部構造

Ⅳ-図3　腎杯の配列

3. 腎の動脈（Ⅳ-図4、5、6）

1) 腎門では、腎動脈は、腎静脈の後ろで腎盂の前を走行し、腎内に入る。
2) 腎動脈は通常5本の区域動脈に分かれる。
3) 区域動脈は、髄質の間を走行する葉間動脈に分かれ、葉間動脈は皮質と髄質の間を腎被膜に沿って走行する弓状動脈となる。
4) 弓状動脈は、多数の小葉間動脈を分枝する。
5) 腎の動脈は、終動脈である。枝分かれした動脈枝の間に交通はなく、いずれかの動脈枝が損傷されると、その枝の支配領域への動脈血が途絶える。
6) 葉間動脈の支配領域は、髄質単位ではなく葉間動脈の周囲である。
7) Gravesによれば、腎動脈の主幹は前枝と後枝に分かれ、後枝は腎後面の中央部を支配し、前枝はそれ以外の部分を支配する。典型的Gravesタイプは約80%で、残りの約20%はこれと異なった分枝タイプである。
8) 穿刺の際、太い動脈（腎動脈本幹、区域動脈）に針が通ることは避けなければならない。例えば、区域動脈の組織では、広範囲（腎区域）の梗塞を起こす。

9) 腎動脈の前枝と後枝との支配領域の境界は、腎の外側縁の 1 ～ 2cm 後方にある。
①これを、Brödel の切開線（avascular line）という。
②この line は、表面上 flat なので、腎の表面からその位置を知ることはできない。
③腹臥位での Brödel の切開線の位置は、前額面に対し 50 ～ 70°とされている。
④開放手術の場合、このラインで切開を加えれば、腎の血管障害が最低限で済むことから重要視されていたが、腎穿刺の場合には、この位置からずれても大きな障害は起こらないと考えられる。大事なことは、太い動脈の損傷を防ぐことである。
10) Brödel の切開線と、Brödel の白線とは別物である。
① Brödel の白線は、腎の外側縁から 1 ～ 2cm 前方の白い線状のわずかな陥凹。
②約 20%の腎にみられ、目視できる。
③いわゆる Bertin's column の部位に一致して存在する。
④これは、胎生期に前後の腎皮質が癒合するときにできる。

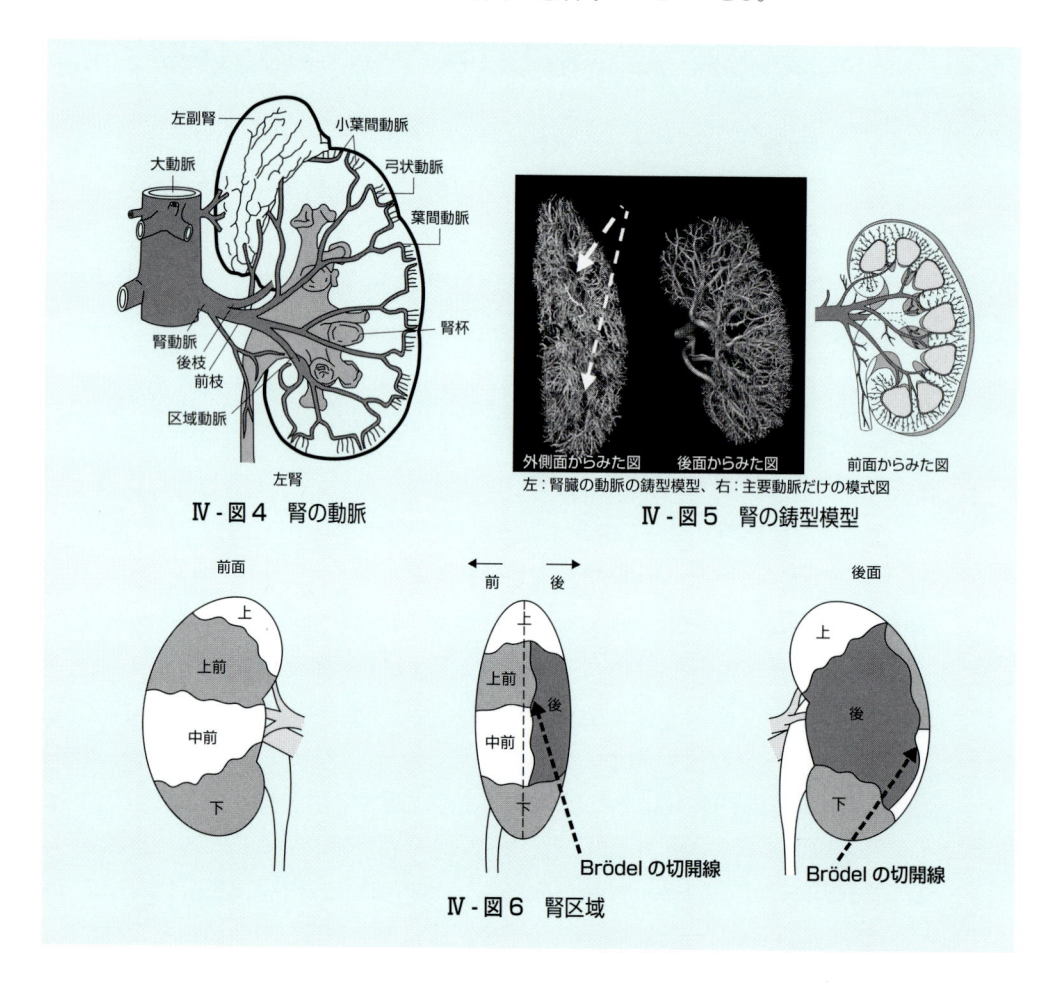

Ⅳ - 図 4　腎の動脈

Ⅳ - 図 5　腎の鋳型模型
左：腎臓の動脈の鋳型模型、右：主要動脈だけの模式図

Ⅳ - 図 6　腎区域

4. 腎の静脈（Ⅳ - 図7）

1) 腎の静脈系は、動脈と異なり、盛んに交通がある。
2) 小葉間動脈に相当する小葉間静脈は、弓状静脈に注がれるが、弓状静脈は互いに交通して、目の粗い網目状になっている。
3) 弓状静脈に続く葉間静脈も交通経路を持つが、腎乳頭付近でさらに密に交通しており、傍腎杯静脈と呼ばれる。
4) 腎静脈主幹に到達する前の区域動脈に相当する部分でも交通がある。
5) したがって、腎静脈の一部を損傷しても腎梗塞は起こらない。

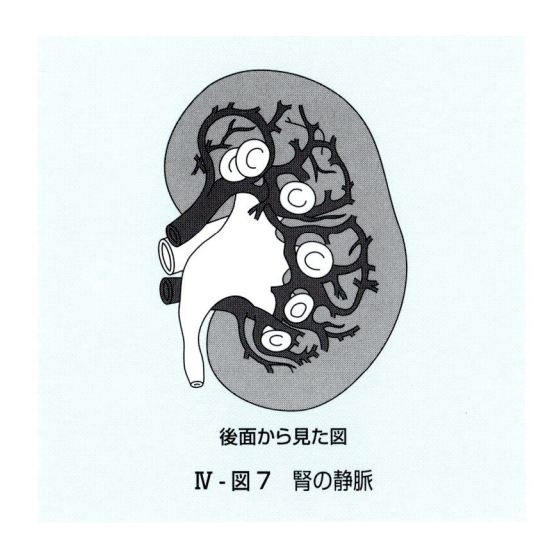

後面から見た図

Ⅳ - 図7　腎の静脈

5. 胸膜と肋骨（Ⅳ - 図8）

1) 腎の頭側は、後面で胸膜と接している。この程度は、腎の長さの約1/3程度のことが多いが、個体差が大きい。

2) 肺は、胸膜の中で呼吸のたびに、その体積を増減させている。肺の下端は、吸気時には尾側に、呼気時には頭側へと移動する。

3) 胸膜腔の最下端はrecessと呼ばれ、最大吸気時でも肺が入りこまない部分である。この部分が穿刺されても気胸は起こらない。ちなみに、肝穿刺の場合にはほとんどの場合、胸膜を経由している。しかし、感染尿ということもあるので、できれば胸膜腔を経ないで穿刺するにこしたことはない。

4) 腎の上部は、肋骨とオーバーラップしている。肋骨の下縁には肋間神経血管束が走っており、PNLの際に関係する第12肋骨の場合には、肋下神経、肋下動脈、肋下静脈と呼ばれている。したがって、第12肋骨ぎりぎりの穿刺の場合には、これらの神経血管束を損傷しないよう注意しなければならない。

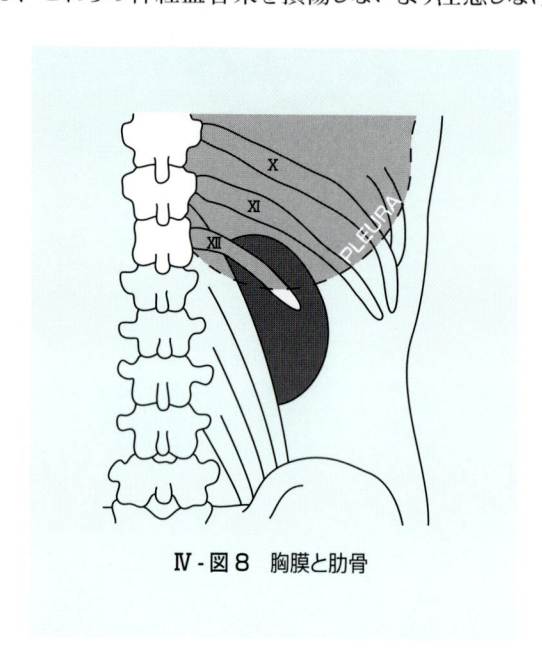

Ⅳ - 図8　胸膜と肋骨

6. 腹膜、消化管、腹部の大血管（Ⅳ-図9、10）

1）腎の前方には腹腔がある。側腹部では、中腋窩線のあたりで折り返して前方へ向かう。
2）右腎の内側には、十二指腸と下大静脈があり、頭前方には肝がある。
3）左腎の前頭側には脾が接する。
4）左腎門部やや頭側には膵尾部が接する。

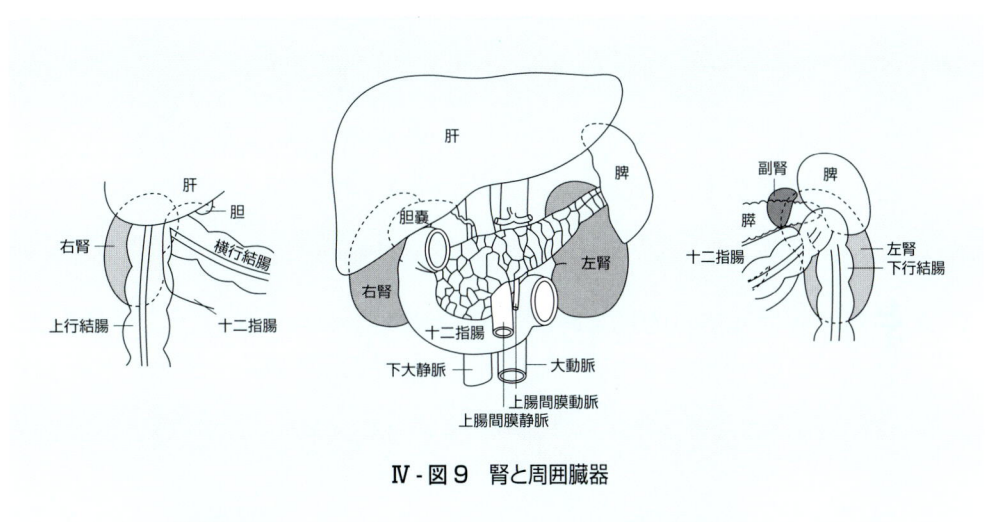

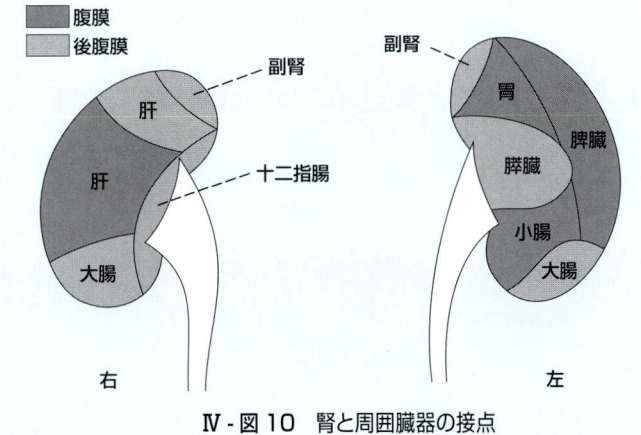

Ⅳ-図9　腎と周囲臓器

Ⅳ-図10　腎と周囲臓器の接点

Ⅳ PNL

B. 腎杯穿刺法

1. 穿刺腎杯の決定

　解剖学的な理由から、経皮的に腎瘻を挿入できる腎杯には限りがある。その限られた腎杯の中で、結石の砕石・摘出に最も適した腎杯を選んで腎瘻を挿入することになる。以下に、超音波穿刺法で腎瘻作成を行う場合の穿刺腎杯の決定法について解説する。

　なお、ここでは筆者が普段行っており、これから PNL を始めようとする初心者に推奨できる穿刺法について解説するが、すでに多数例の経験がある熟練者は、自分のやりなれた方法を変更する必要はない。ただし、必ず腎杯をねらって穿刺することだけは守っていただきたい。

a. 後方を向いた腎杯を経由し、しかも腎盂へ連続した穿刺ルートを得るよう努力する(Ⅳ-図 11)。その理由は、胸膜や腹膜損傷を起こさない穿刺ルートをとり、さらに穿刺に引き続き行われる腎瘻拡張を安全かつスムーズに行い、太い血管損傷を起こさないためである。

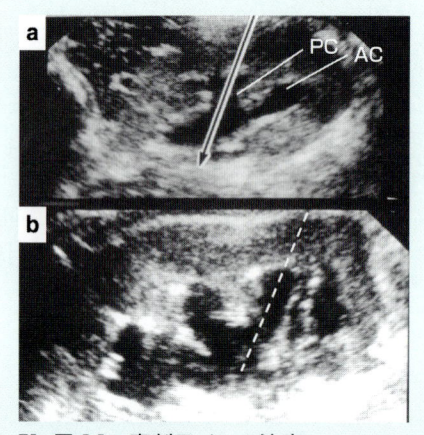

Ⅳ-図 11　穿刺ラインの決定
腎の超音波横断像(a)で前向きの腎杯(AC)と後ろ向きの腎杯(PC)が描出されている。矢印のラインで縦断像(b)を得て点線のラインで穿刺すると安全な穿刺と拡張が行える。

B. 腎杯穿刺法

> **コツ** 穿刺ルートの決定
> ・後ろ向きの腎杯の角度は、体の水平線に対し、右60度、左70度程度（Ⅳ-図12）
> ・腹臥位では腎の前方への回転により、これより小さな角度（Ⅳ-図13）
> ・角度変化には個人差があり、超音波画像をよく観察して穿刺ルートを決定

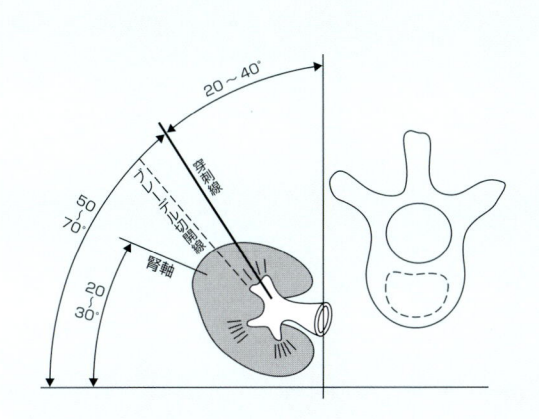

Ⅳ-図12 腎杯の向き
後ろ向きの腎杯は体の矢状方向に対して20〜40°斜め後ろを向いている。腎の横軸は冠状面に対して20〜30°傾斜している。

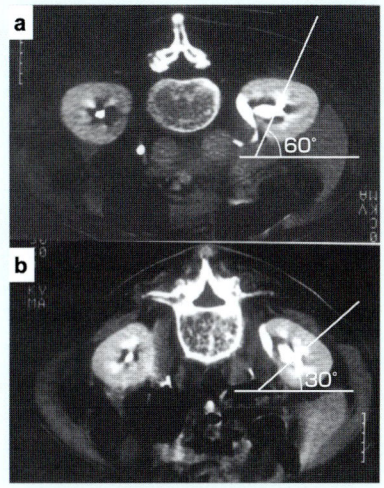

Ⅳ-図13 同一症例の仰臥位CT像と腹臥位CT像

仰臥位CT像（a:分かりやすくするため上下逆さまにしている）と、腹臥位CT像（b）である。右腎後ろ向き腎杯の水平線に対する角度が仰臥位で約60°から腹臥位で約30°と小さくなっている。

b. 後ろ向きの腎杯のうち、結石の位置に応じて、上、中、下腎杯の中から適した腎杯をねらって穿刺する（**Ⅳ - 図14**）。あらかじめ想定した腎杯に刺入できなかったときは、21〜22G 針であれば何度刺し直しても出血は軽微である。

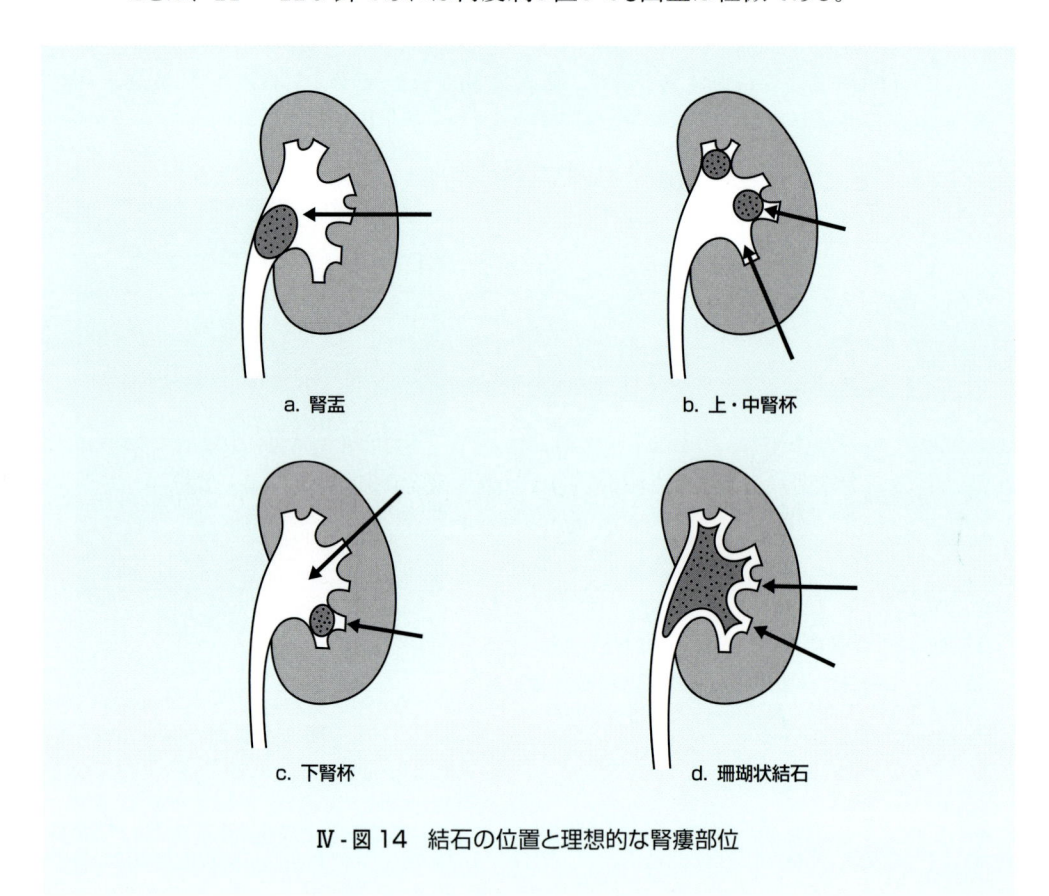

a. 腎盂　　b. 上・中腎杯

c. 下腎杯　　d. 珊瑚状結石

Ⅳ - 図14　結石の位置と理想的な腎瘻部位

2. 超音波ガイド下穿刺法

a. 必要な道具

1) **超音波穿刺装置**：マイクロコンベックス型プローブ（Ⅳ-図15）が使いやすい。
2) **X線透視装置**
3) **ディスポーザブルPNLセット**：穿刺針、ガイドワイヤー、ダイレーターほか（Ⅳ-図16）
4) **尿管閉塞用バルーンカテーテル**（Ⅳ-図20）：内視鏡から外せるものが便利である。

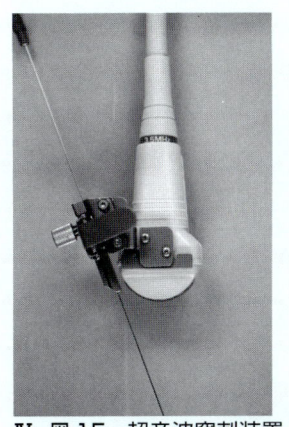

Ⅳ-図15 超音波穿刺装置
マイクロコンベックス型プローブにガイド金具と22G針を装着したところ。

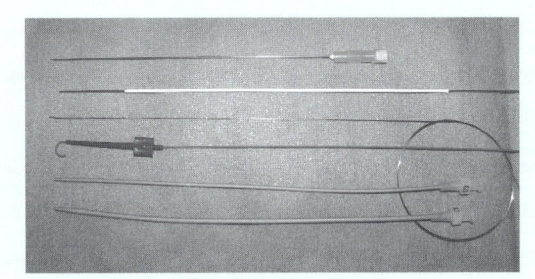

Ⅳ-図16 ディスポーザブルPNLセット
上から21G穿刺針、同軸ダイレーター（19G金属および5Fダイレーター）、0.45mmガイドワイヤー、0.95mmガイドワイヤー、6F筋膜ダイレーター、8F筋膜ダイレーター。

b. 基本手技

1) **麻酔**：硬膜外麻酔ないしは全身麻酔が推奨される。腰椎麻酔は麻酔レベルが高いので危険である。
2) **体位および術者の位置**：
①体位は通常腹臥位。痩せた患者では、薄い枕を腹部にあてるとよい。
②腹臥位が困難な患者では、患側を上にした側臥位か斜位でも可能。**
③術者は患側に立ち、右腎に穿刺する場合には、患者と直角に、左腎に穿刺する場合には患者と平行に立つ（Ⅳ-図17）。
3) **超音波穿刺**：
①超音波画像をよく観察し、後方を向いた腎杯を経由し、腎盂へ連続した穿刺ルートを得るよう努力する。

②穿刺ルートに肺や腸管の介在による多重反射の存在しないことも確認しておく。
③患者の呼吸を止め、21G 針をためらわずスピーディーに一気に腎盂まで刺入する。最後まで超音波ガイド下に針の行方を追うことが肝要である（Ⅳ-図 18）。

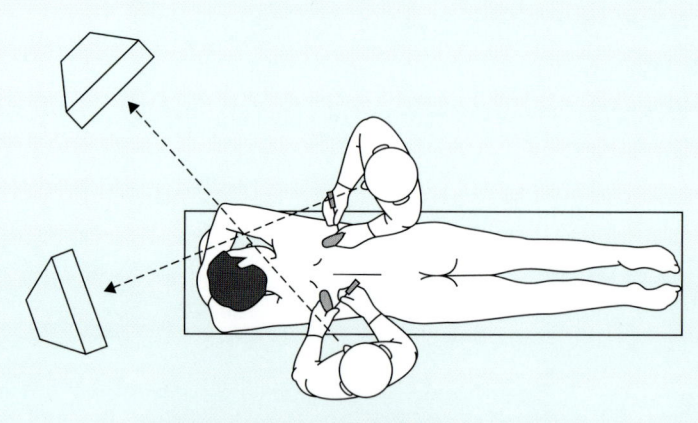

Ⅳ-図 17 体位および術者の位置
体位は腹臥位で、術者は右腎に穿刺する場合は患者とほぼ直角に、左腎に穿刺する場合は患者と平行に位置するとよい。

（出典　千葉裕：Urologic Surgery シリーズ No.4 尿路変向・再建術．メジカルビュー社, 2000.）

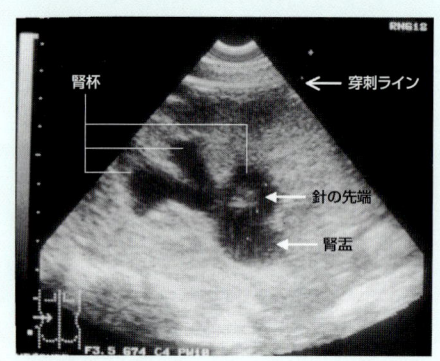

Ⅳ-図 18　超音波穿刺
穿刺針の先端は、腎杯内まで刺入されると確認がしやすくなる。

B. 腎杯穿刺法

> **コツ** 針がガイドラインからずれないようにする
> - 穿刺針の太さとガイド金具の幅をきちんと合わせる。
> - プローブを持つ左手の掌、前腕部、または肘を患者の背中や処置台に乗せて安定させ、穿刺中にプローブがぶれないようにする（Ⅳ-図19）。
> - 目的の腎杯に刺入できなければ、やり直したほうが安全

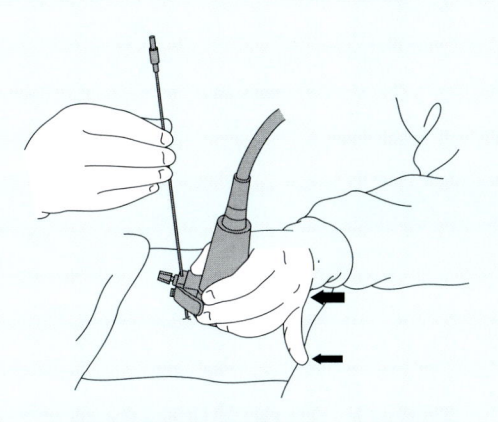

Ⅳ-図19 超音波穿刺時のプローブの持ち方
穿刺中プローブがぶれないようにプローブを持つ掌、前腕部、または肘を背中や処置台に乗せて安定させる。

（出典　千葉裕：Urologic Surgery シリーズ No.4 尿路変向・再建術. メジカルビュー社, 2000.）

④水腎のない症例の場合には、あらかじめ経尿道的に尿管閉塞用バルーンカテーテルを尿管に挿入し、バルーンで尿管を閉塞して、軽く水腎状態にすると超音波穿刺がしやすい（Ⅳ - 図20）。

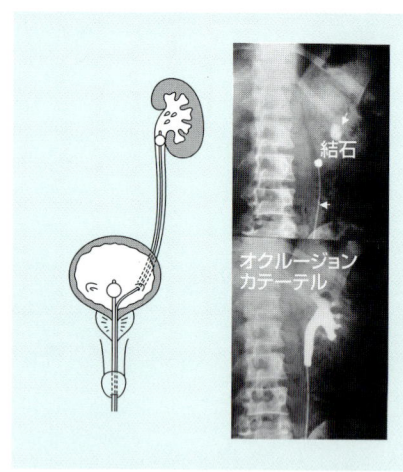

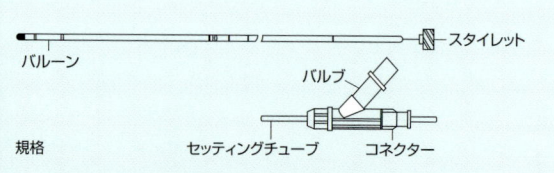

Ⅳ - 図20　尿管閉塞による水腎作成穿刺

尿管内に5F尿管閉塞用バルーンカテーテルを挿入して、軽い水腎状態にすると超音波穿刺がやりやすくなる。尿管閉塞用バルーンカテーテルのコネクターは着脱可能なので膀胱鏡からはずすことができる。

（出典　千葉裕：Urologic Surgery シリーズ No.4 尿路変向・再建術．メジカルビュー社, 2000.）

> **コツ**　尿管閉塞用バルーンカテーテルの役割
> ・腎杯穿刺を容易にする。
> ・造影剤や色素の注入により、穿刺を確認
> ・砕石片の尿管内落下を防止

4）5Fまでの腎瘻拡張（Ⅳ - 図21）

① 21G 針から尿の流出が確認されたら、2～4倍に希釈した造影剤を注入して、X線透視でねらった腎杯に針が刺入されていることを確認する。以下の操作はX線透視下に行う。

② 0.018 インチガイドワイヤーを穿刺針の内腔を通して、腎盂内から尿管内へ挿入する。

③ 0.018 インチガイドワイヤーを残して穿刺針を抜去する。

④ 19G 金属ダイレーターを 0.018 インチガイドワイヤーにかぶせて腎盂内に刺入する。筋膜、腎被膜と腎盂腎杯粘膜を貫く際に抵抗があるので、そこでガイドワイヤーを折らないよう十分注意しながら、ガイドワイヤーに金属ダイレーターを沿わせるように拡張を行う。また金属ダイレーターで腎盂粘膜を貫かないよう十分注意する。金属ダイレーターおよび以後のダイレーター挿入に際しては、適宜スピッツメスで皮切を加える。

⑤ 19G 金属ダイレーターが腎盂内まで挿入されたら、5F ダイレーターを 19G 金属ダイ

レーターにかぶせて拡張し、さらに 0.018 インチガイドワイヤーに沿わせて、腎盂から尿管まで進めておく。
⑥ 5F ダイレーターのみ残して 0.018 インチガイドワイヤーと 19G 金属ダイレーターを抜去する。
⑦ 5F ダイレーターに 0.038 インチ J 型ガイドワイヤーを挿入し、腎盂から尿管まで進めておく。

なお、熟練した泌尿器科医が 18G 針で腎杯穿刺を行う場合は、①〜⑥は省略し、18G 針に 0.038 インチガイドワイヤーを挿入することになる。

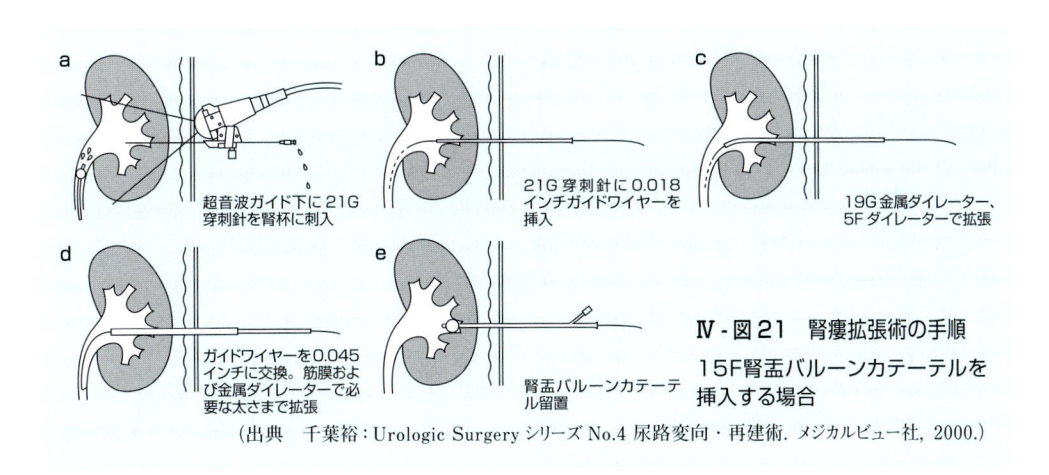

a 超音波ガイド下に 21G 穿刺針を腎杯に刺入
b 21G 穿刺針に 0.018 インチガイドワイヤーを挿入
c 19G 金属ダイレーター、5F ダイレーターで拡張
d ガイドワイヤーを 0.045 インチに交換。筋膜および金属ダイレーターで必要な太さまで拡張
e 腎盂バルーンカテーテル留置

Ⅳ-図 21　腎瘻拡張術の手順
15F 腎盂バルーンカテーテルを挿入する場合

(出典　千葉裕：Urologic Surgery シリーズ No.4 尿路変向・再建術. メジカルビュー社, 2000.)

> **コツ**　穿刺針の選択
> ・初心者：細い穿刺針（21G 針）腎杯穿刺が基本

3. X線透視下穿刺法**

a. はじめに

腎瘻造設にあたって、X 線透視ガイド下の穿刺が容易な症例もある。完全珊瑚状結石では、目標とする腎杯に結石が存在し、X 線透視ガイド下に針を進めやすい。また水腎がない症例で、エコーによる腎杯の描出が困難な場合、X 線透視ガイド下穿刺が有用性を発揮する。

Ⅳ PNL

b. 基本方針

逆行性腎盂造影の後、X線透視下に腎杯穿刺を行う。

c. 手技

1) 術前検査として、腹臥位にて、腎CTおよびエコー画像診断を行い、目的とする腎杯の深さや穿刺ルートに腸管や周辺臓器の無きことを確認する。

2) 逆行性腎盂造影
①経尿道的に尿管閉塞用バルーンカテーテルを留置し、インジゴカルミンと造影剤をミックスし、腎盂腎杯に注入する。
②腎杯の位置、向きを観察し、目標とする腎杯を確認する。

3) 穿刺部位および角度・深さ決め
①患者を腹臥位とし、X線C-アームを手術テーブル（X-Y面）に垂直に固定する（Ⅳ-図22）。
②逆行性腎盂造影下に穿刺する腎杯を決定する。
③針を手に持ち、穿刺の部位や角度、深さを透視下に予行演習する。

4) 穿刺
①穿刺部位を5～10mmほどメスで皮膚切開する。
②X線透視ガイド下に20G針を刺入し、透視画面上で腎杯に到達したところで針を止める（Ⅳ-図23）。

> **コツ** 尿が吸引できない場合
> ・C-アームをX軸に回転させて、針先と腎杯の位置関係を確認（Ⅳ-図24-1、2）
> ・針が深すぎる場合、吸引しながら少し引き戻す（Ⅳ-図24-3）。

③シリンジで吸引し、青染した尿が流出すれば穿刺は成功である。
④ワーキングガイドワイヤーを留置し、腎瘻拡張作業に進む。

解説：X線透視ガイド下腎瘻穿刺（変法）**

穿刺部位、針、目的の腎杯が1点に重なって描出すべく、X線照射方向が穿刺方向と平行になるよう、C-アームをX、Y軸に回転して固定する方法もある（Ⅳ-図25-1、2）。この場合、穿刺の深さは、C-アームを回転させて確認する。

B. 腎杯穿刺法

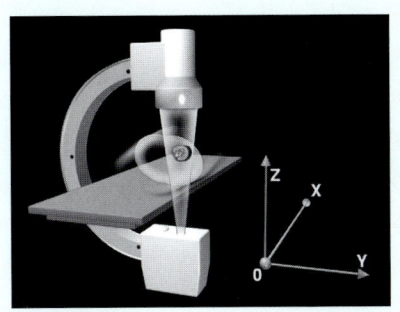

Ⅳ - 図22
C-アームはX-Y面に垂直

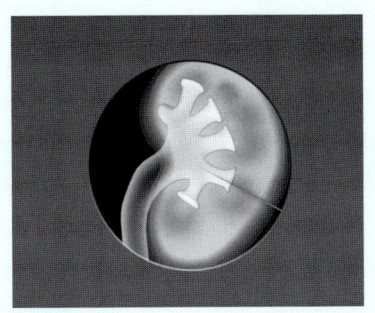

Ⅳ-図23
腎杯への針の命中を確認

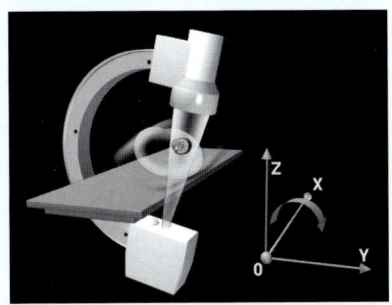

Ⅳ - 図24-1
C-アームをX軸に対し回転

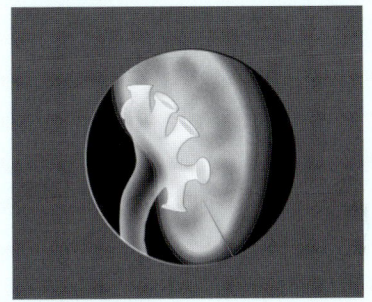

Ⅳ - 図24-2
腎杯と針の位置を確認し、浅い場合は再度穿刺する

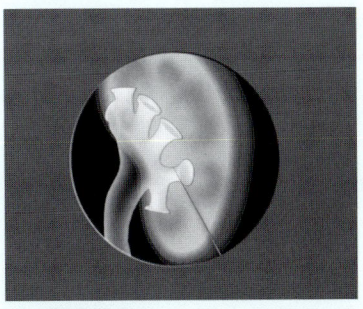

Ⅳ - 図24-3
針が深すぎる場合は、少し引き戻し、尿が流出する部位で止める

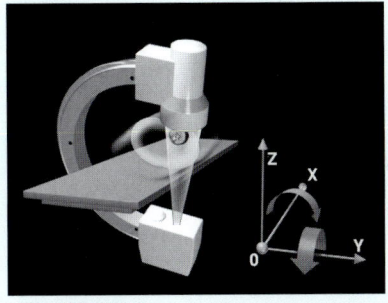

Ⅳ - 図25-1
C-アームをX軸とY軸に対し回転

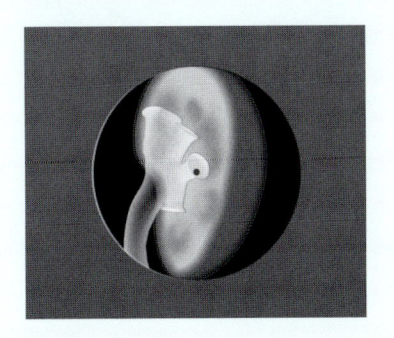

Ⅳ - 図25-2
皮膚刺入部位と腎杯穿刺部位が重なるようにC-アームの角度を固定する

C. 腎瘻拡張法

1. 金属ダイレーター拡張法

a. 必要器具

1) **0.038インチJ型ガイドワイヤー**
   初心者はラジフォーカスよりステンレス製スプリングタイプのほうが腰が強く折れにくく、また誤って抜ける危険性が少ない。

2) **テレスコープ型金属ダイレーター（Ⅳ-図26）**
   珊瑚状結石で結石と腎盂腎杯粘膜の間のスペースが狭い場合は、必ずしもテレスコープ型にこだわらず、ペンシル型ダイレーターで最後まで拡張することもよい。

3) **腎瘻用カテーテル（Ⅳ-図27）**
   先穴多孔でバルーン容量の小さい腎盂用カテーテルを使用する。バルーン部がフラットなタイプが挿入が容易である。

> **コツ** ガイドワイヤーの選択基準
> - 穿刺針にあった太さ（21G穿刺針：0.018インチ、18G穿刺針：0.038インチ）
> - 結石の脇をすり抜けて尿管まで挿入でき、尿管を損傷しないもの
> - 筋膜ダイレーター使用時に十分な腰の強さがあるもの

b. 基本手技（Ⅳ-図21）

麻酔、体位および術者の位置は、超音波ガイド下穿刺法の項を参照。

1) 0.038インチJ型ガイドワイヤーを尿管まで進めたら、まずペンシル型の6、8、10F筋膜ダイレーターにより拡張を行う。

C. 腎瘻拡張法

> **コツ** 安全な腎瘻拡張
> - 時計回り⇔反時計回りにダイレーターを少しずつ回転させながら進める。
> - ダイレーターを持つ右手の尺側を患者の背中に固定し、ダイレーターが深く進み過ぎないようにする。
> - 芯棒となる19Gあるいは7F金属ダイレーターを左手でしっかりと把持する。
> - ダイレーターの挿入、抜去の際だけでも呼吸を止めさせる。
> - 筋膜、腎被膜、腎盂腎杯粘膜を貫くときの抵抗を確認（Ⅳ-図28）

2) つぎに7F金属ダイレーターを腎盂まで挿入する。その際、患者に息止めをさせ、ダイレーターを折らないよう十分に注意して挿入する。

> **コツ** ガイドワイヤーが折れそうになった場合
> - 若干引き抜き、別の場所を使う。
> - このためにもできるだけ長く尿管内に挿入しておく。
> - 折れかかったら速やかに交換する。

3) 腎瘻拡張に引き続き、一期的にPNLを行う場合は、9、12、15F金属ダイレーターで拡張した後、15F金属ダイレーターに16.5Fの硬性腎盂鏡外筒をかぶせて挿入する（Ⅳ-図26）。
当然、さらに太い（例えば24〜27F）腎盂鏡を使用する場合はさらに拡張が必要となる。＊

4) 一期的PNL終了後、あるいは二期的PNLを行う場合は、腎盂バルーンカテーテルを挿入して終了する。

> **コツ** 腎盂バルーンカテーテル
> - バルーン部分がフラットなタイプを使用
> - 16F以上なら7F金属ダイレーターにかぶせて挿入可能（Ⅳ-図27）

5) バルーンは造影剤を少量混ぜた蒸留水で1〜2cc膨らませる。必ず最後に腎瘻造影を行い、バルーンの大きさや位置が尿の流れを妨げないように調整する。

> **コツ** 腎瘻固定
> - 造設当日は、皮膚にしっかり糸で固定

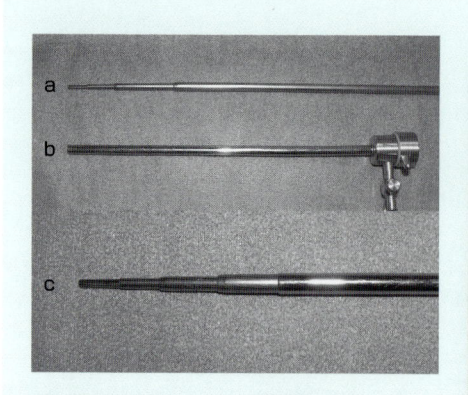

Ⅳ PNL

Ⅳ-図26　テレスコープ型金属ダイレーター

金属ダイレーター7、9、12、15F（a）と16.5F硬性腎盂鏡外筒（16.5F）（b）。
一期的PNLの場合は金属ダイレーターで15Fまで拡張した後、硬性腎盂鏡外筒（16.5F）を15F金属ダイレーターにかぶせて挿入する（c）。

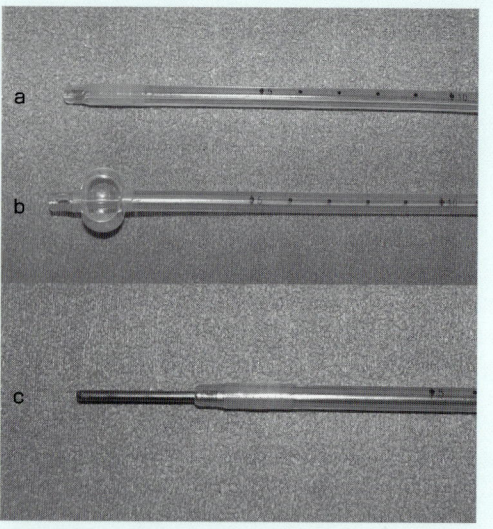

Ⅳ-図27　腎盂バルーンカテーテル

PNLの際の腎瘻用カテーテルとしては、バルーン部分が挿入の際、邪魔にならないフラットタイプの腎盂バルーンカテーテル（a、b）が好ましい。7Fの金属ダイレーターを16F腎盂バルーンに挿入してマンドリンにすると挿入が容易である（c）。

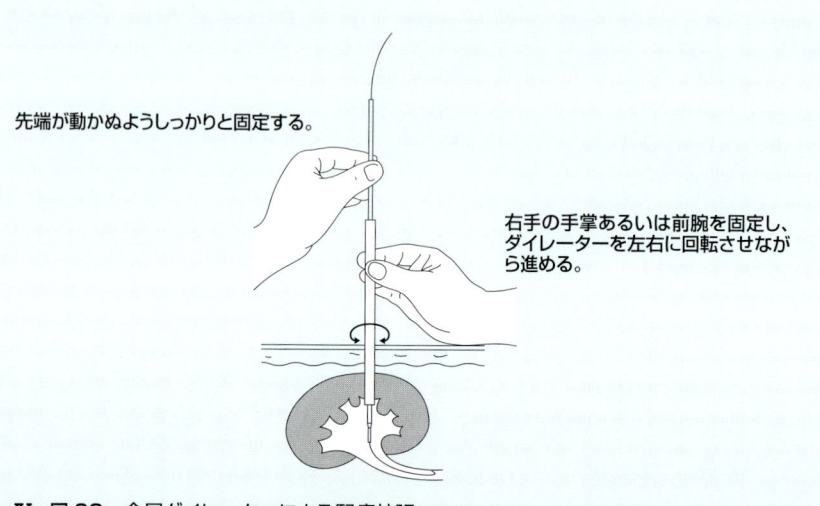

先端が動かぬようしっかりと固定する。

右手の手掌あるいは前腕を固定し、ダイレーターを左右に回転させながら進める。

Ⅳ-図28　金属ダイレーターによる腎瘻拡張

ダイレーター先端が動かぬようにしっかり固定し、太いダイレーターを回転させながら進めるとよい。

（出典　千葉裕：Urologic Surgeryシリーズ No.4 尿路変向・再建術．メジカルビュー社，2000．）

> **コツ** 腎瘻カテーテル留置の目的
> ・腎実質からの出血の防止
> ・尿流を確保し、腎機能を保持するとともに発熱の防止
> ・再度の PNL に備えてルートの確保

6）セーフティーガイドワイヤーの留置方法

一期的 PNL を行う際は、必ずセーフティーガイドワイヤーを置く。0.038 インチガイドワイヤーを 2 本挿入できるデュアルルーメン尿管アクセスカテーテルを用いる方法が便利であるが、各自やりなれた方法で行ってかまわない。

2. 腎瘻バルーン拡張法 *

a. はじめに

腎瘻拡張操作では、ダイレーターの入れ出しの回数が重なると、時間もかかり、また出血量も増す。操作手間と出血量を極力抑え、以後の砕石操作を円滑に導くための一つの方法としてバルーン拡張法を紹介する。

b. 基本方針

外径 30F のバルーンダイレーターを使用する。付属器具として 12 気圧拡張用注入器、アンプラッツシースからなる（Ⅳ - 図 29-1、2）。12F 以後の拡張操作を、バルーンダイレーターにて拡張し、アンプラッツシースの円滑な挿入を図る。

c. 手技（Ⅳ - 図 29-3）

①穿刺針の命中に引き続いて、ワーキングガイドワイヤーを留置する。
② 6F から 12F まで従来どおりの拡張を行う。
③セーフティーガイドワイヤー留置後、ワーキングガイドワイヤーにバルーンダイレーターをかぶせて挿入し、12 気圧でバルーンを拡張する。
④糸針でセーフティーガイドワイヤーを皮膚固定する。なお、このときバルーンを傷つけないように注意する。
⑤バルーンにアンプラッツシースをかぶせて腎杯まで挿入する。
⑥バルーンをしぼませた後、抜去する。
⑦アンプラッツシースを通じて、内視鏡を挿入し砕石する。

d. 検討

　現在入手可能なものは、バルーン径30Fである。内腔30Fの腎瘻アンプラッツシースによる腎実質損傷のデメリットは否定できないが、出血予防に加えて、術中に相当大きな砕石片を鉗子にて摘出可能であり、手術時間を大幅に短縮するメリットもある。

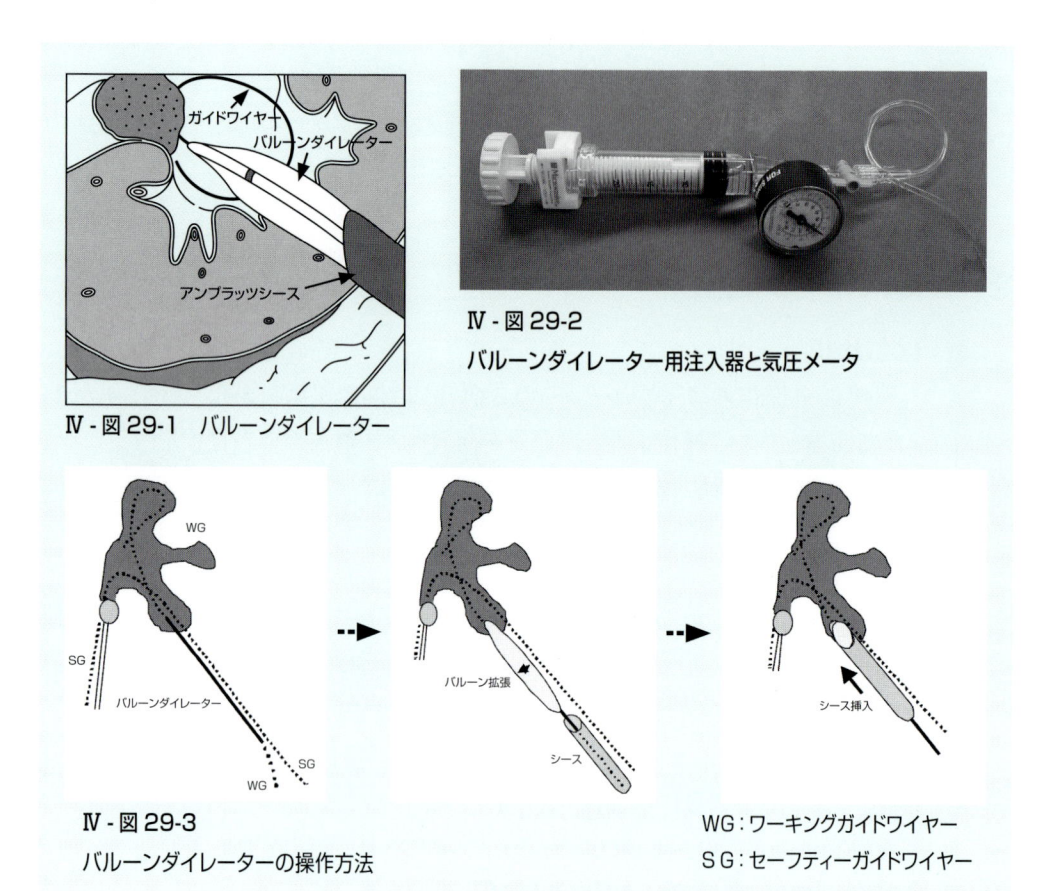

Ⅳ-図29-1　バルーンダイレーター

Ⅳ-図29-2　バルーンダイレーター用注入器と気圧メータ

Ⅳ-図29-3　バルーンダイレーターの操作方法

WG：ワーキングガイドワイヤー
ＳＧ：セーフティーガイドワイヤー

D. 硬性鏡を用いる PNL

1．内視鏡の挿入方法と内視鏡操作

1) **治療場所**：X 線透視設備のある手術室、あるいは安全に手術のできる X 線透視室で行う。
2) **麻酔**：通常、硬膜外麻酔、全身麻酔などの適切な麻酔下に行う。
3) **治療体位**：尿管閉塞用バルーンカテーテル挿入時は截石位、PNL 時は腹臥位とする。
4) **使用・準備機器**：ビデオシステム、穿刺針キット、腎瘻拡張キット、尿管閉塞用バルーンカテーテル、硬性腎盂鏡、砕石装置を使用する。TUL と同様、上部尿路における内視鏡操作時には灌流液として生理食塩水を使用することを推奨する。内視鏡径が太いため TUL に比べ、多量の灌流液を使用する。1 リットルバッグの使用が望ましい。
5) **尿管閉塞用バルーンカテーテルの挿入**：截石位、膀胱鏡下に尿管閉塞用バルーンカテーテルを腎盂尿管移行部に挿入し、バルーンを拡張。これを尿道留置バルーンカテーテルに固定し、脱落予防とする。
6) **腎盂鏡の挿入**：前項に示す方法で作成された腎瘻から腎盂鏡を挿入し、直視下に正しく腎盂内にあることを確認する。

> **コツ**
> **腎盂粘膜が確認できない場合の原因と対策**
> ・原因
> 　腎盂鏡が腎盂粘膜を越えていない。
> 　腎盂内にあるが、凝血塊のため粘膜を視認できない。
> 　腎盂を通りすぎ、後腹膜腔に脱出している。
> ・対策
> 　造影剤による位置確認
> 　腎盂鏡を細径尿管鏡に変更し観察

7) **PNL における内視鏡操作**：PNL 術中の内視鏡操作では、内視鏡の脱落予防を最優先する。腎盂鏡を支える左手は腎盂鏡の接眼部付近ではなく、Ⅳ-図 30 のごとく挿入部付近を持ち、腎盂鏡と体表の位置関係を確認しながら手術操作を行う。

Ⅳ PNL

Ⅳ - 図30

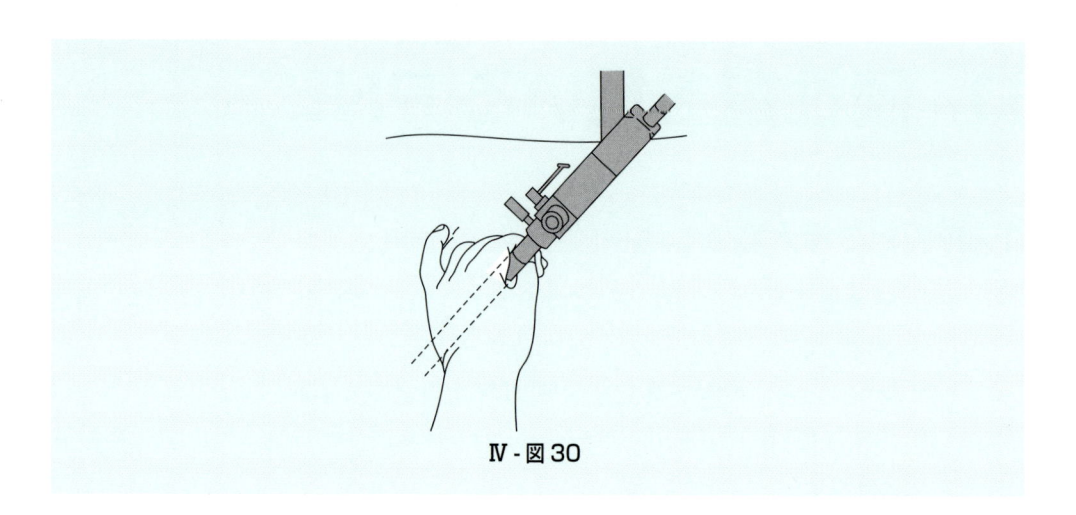

2. 使用内視鏡

　　PNLが普及した当初は、24F前後の腎盂鏡が一般的であった。これは現在でも用いられているが、その後、腎実質への損傷を軽減するため、より細い外径の腎盂鏡が発売されている。新たに購入するのであれば、外径の細いものが勧められる。腎盂鏡の代表的なものをⅣ-表1に示す。細い腎盂鏡は腎実質への損傷が少ないほか、珊瑚状結石などの狭い腎盂でも挿入しやすい、操作が容易であるなどのメリットを持っている。

Ⅳ - 表1　硬性腎盂鏡

製造元	製品番号	外径(F)	光学視管径(F)	視野中心角(°)	視野角(°)	像伝送系	接眼部光軸	鉗子口径(mm)	有効長(cm)	オートクレーブ滅菌
OLYMPUS	A37025A	15.9	11	7	85	ファイバー	斜角	2.5	20.5	可
WOLF	8964.401	20.8	18	12	80	ロッドレンズ	平行	3.5	20.2	可
STORZ	K27092 AMA	24,26	NA*	6	120	ロッドレンズ	平行	4.0, 5.0	19	可
ACMI	MR0-2004	19.5, 22.5, 26.1	15.7	12air/9water	90	ファイバー	斜角	4	20.5	
TAKEI	TU-153RE	16.5	13.4	10	55	ロッドレンズ	斜角	2	19	

＊ NA：not available

3. 砕石法・抽石法の実際

はじめに

　最も推奨される砕石装置は超音波砕石装置である。これは砕石とともに砕石片を吸引排石できるため、鉗子操作を最小限にできるからである。また、どの砕石装置を用いても、計画的に砕石を行い、砕石片を分散させないことが重要である。

a. 超音波砕石装置による砕石と抽石

　超音波砕石装置によるPNLでは、硬性腎盂鏡が使用される。初発の珊瑚状結石で、ある程度の腎盂腎杯の拡張を伴っていると、1本の腎瘻から容易にこれを達成できることがある。

> **コツ**
> ・結石を細かく分割しすぎない。
> ・結石の辺縁から砕石をはじめる。
> ・腎盂粘膜と結石の全体像を認識しながら砕石、吸引
> ・随時透視でも結石の全体像を確認

b. Lithoclast®による砕石と抽石

　Lithoclast®はプローブに熱を持たず、組織傷害性が低く、砕石力も良好。ただし吸引はLithovac®を使用しない限りできない[33]。

　連続発射でなく単発発射を行うことで、砕石片を細かくしすぎず、手術時間、透視時間、残石率のすべてを減少できたとの報告がある[34]。

　超音波砕石装置の砕石力が弱いときには、Lithoclast®で砕石し、その後、超音波砕石装置でさらに細かく砕石しながら吸引抽石できる。腎盂粘膜と結石の全体像を認識し、結石の辺縁から砕石していく。

> **コツ**　腎瘻を通過する大きさまで砕石し、鉗子で抽石

c. レーザー砕石装置（Ho：YAGレーザー）

　砕石力も強力で、軟性鏡にも用いられ有用であるが、吸引はできない。ある程度の大きさにして抽石する。

　硬性腎盂鏡で到達不可能な腎杯に、軟性鏡でアプローチしたときに使用できる。腎瘻の入ったすぐ隣の腎杯は、軟性鏡で観察はできるが、レーザープローブを入れ

ると到達できないことがある。この場合には、ニチノール性の先端の飛び出しのないバスケットカテーテルを使用し[35]、結石を十分に治療可能な部位に移動させる。

> **コツ**　大きな結石は辺縁から砕石

d. バスケットカテーテルによる抽石

バスケットカテーテルの使用は愛護的に行わないと出血のみが増え、視野を確保できなくなる。

e. 鉗子による抽石

周囲に癒着していない結石の場合には、スプリングハンドルの三本爪把持鉗子が使いやすい。周囲と結石が癒着している場合には、粘膜に注意しながら、さらに砕石を行ってから抽石する。

E. 軟性鏡を用いる PNL

PNLは硬性腎盂鏡を用いて行うのが原則であり、軟性鏡はその補助として用いられる。腎瘻作成と硬性腎盂鏡を用いるPNLを一期的に行うことはあっても、軟性鏡を用いる一期手術は行われない。以下、軟性鏡によるPNLは二期的に行われるものとして稿を進める。

1. 内視鏡の挿入方法と内視鏡操作

1) **治療場所**：X線透視設備のある手術室、あるいは清潔に手術のできるX線透視室で行う。
2) **麻酔**：無麻酔で行う。必要に応じて鎮痛剤の投与、局所麻酔剤の投与を行う。
3) **治療体位**：腹臥位とする。
4) **使用・準備機器**：ビデオシステム、軟性鏡、結石摘出用器具、砕石装置を使用する。TULと同様、上部尿路における内視鏡操作時には灌流液として生

理食塩水を使用することを推奨する。
5) **軟性鏡挿入方法**：腎瘻カテーテルからガイドワイヤーを2本腎盂内に挿入。1本をセーフティーガイドワイヤー、1本をワーキングガイドワイヤーとする。セーフティーガイドワイヤーが正しく尿管内に入っていることを確認する。ワーキングガイドワイヤーに沿って軟性鏡を挿入する。腎瘻が完成しているため、シースの使用は必要ない。セーフティーガイドワイヤーは脱落防止のため、皮膚に針糸で固定しておく。
6) **内視鏡操作**：灌流圧は硬性腎盂鏡によるものと同様1m水柱圧とする。ワーキングガイドワイヤーを抜去した後、腎盂内の観察に移る。硬性鏡に比べると軟性鏡はオリエンテーションがつきにくい。透視下に造影しながら位置を確認する。

2. 使用内視鏡

一般に市販されている軟性膀胱鏡なら、どれを用いてもよい。軟性腎盂尿管鏡も使用できるが、操作性に劣る。軟性膀胱鏡は各社から発売されているが、PNLに使用する場合、差はないとみてよい。軟性腎盂尿管鏡は操作性が劣るが、細いため腎杯内に残った小結石を透視室などで摘出するには最適である。

3. 砕石装置を含めた砕石法の実際

軟性鏡による砕石はレーザー砕石装置またはEHLを使用できるが、安全性の見地からレーザー砕石装置が推奨される。以下、レーザーによる砕石法を示す。
1) **砕石操作**：レーザー砕石術のポイントはTULと同様である。レーザー砕石しにくい場所にあるときは結石を移動させてから行うとよい。
2) **バスケットカテーテルによる結石の移動・摘出**：腎盂・腎杯にある結石の移動・摘出はバスケットカテーテルの先端が丸いゼロチップ バスケット®またはチップレスカテーテル®で行う。

> **コツ** アクセスしにくい結石の場合
> ・バスケットカテーテルなどで腎盂に移動させて砕石
> ・バスケットカテーテルでも捕獲できない場合は、灌流液のフラッシュで移動を試みる。

F. 合併症とその対策 [29), 36)-49)]

　合併症は起きてからの対処より、未然に防止することが大切である。そのためには、腎の局所解剖を熟知しておくことが重要である。また、PNL は、腎瘻カテーテルさえ挿入できれば、"いつでも処置を中止できる"というメリットを生かして、無理に"単回処置にこだわらず"、状況を整えてから再開する"勇気"がなにより大切である。

1. 腎瘻作成に関連した合併症

　腎血管や腎杯腎盂のほかに、胸腔（肺）、腹腔内臓器（十二指腸・結腸・肝）、大血管（腹部大動脈、下大静脈）などの損傷を起こす可能性がある。

a. 血管の損傷
1) 肋下動静脈の損傷
①出血の程度が強くなければ、腎瘻作成を続けて差し支えない（内視鏡挿入、カテーテル挿入で圧迫止血される）。
②程度が強ければ、用手的に圧迫止血を試みる。
③挿入可能な、なるべく太いカテーテルを挿入し、圧迫止血を試みる。
④出血部位の肋下動静脈を針糸で結紮する。

2) 腎内静脈の損傷
①作成途中の瘻孔から造影剤を注入して、どの血管が損傷されているか、またその程度を確認する。
②挿入可能な、なるべく太いカテーテルを挿入し、圧迫止血を試みる。
③腎杯または腎盂内にバルーンカテーテルが挿入できるようなら、バルーンの膨らみを利用して圧迫を強め、カテーテルシャフトを皮膚に牽引固定する。
④あまり大きな損傷でなければ、そのまま処置を続行し、なるべく早く上記③の状態にする。

3) 葉間動脈より末梢の動脈損傷
①腎杯または腎盂内にバルーンカテーテルが挿入できるようなら、バルーンの膨らみを利用して圧迫を強め、カテーテルシャフトを皮膚に牽引固定する。
②3～5分程度、インターバルをおくことで、止血され処置を続行できる。

4）区域動脈の損傷

①血圧が急激に下がるようなら、区域動脈の損傷も可能性がある。
②血管カテーテル法による損傷部位の確定が必要である。
③塞栓術で対応する。

5）空気栓塞

①造影剤の代わりに空気を腎杯内に挿入して、後列の腎杯を明らかにしようとする方法は、空気栓塞の危険があるので勧められない。

> **コツ** 血管損傷への対策
> ・腎瘻カテーテルの挿入と腎杯内バルーン固定による圧迫止血

b. 腎盂・尿管の穿孔

①穿刺針、拡張用ダイレーターなどで、腎盂の穿孔を起こす可能性がある。
②ごく小さな穿孔は、あまり気にすることなく処置を続けてよい。
③必要に応じ、薄めた造影剤を作成途中の瘻孔から挿入して、造影剤の尿路外への溢流状態を確認する。
④造影剤の漏出が著しく、腎盂の境界がわからない程度なら、挿入可能でなるべく太いカテーテルを挿入し、処置を終了する。
⑤数日後に、処置を再開する。

c. 胸膜や肺の損傷

①腎の上極は胸膜とオーバーラップしている。
②上極、すなわち肋間からの刺入の際は、この点に注意する。
③胸膜の折り返しの部分（recess）だけの損傷なら、大きな問題は起こらない。
④肺そのものを損傷すると気胸が起こる。
⑤超音波診断装置を用いて最大吸気時の肺の下限をよく観察し、これより下で針を封入するようにする。
⑥気胸に対しては、胸腔チュービングにより脱気を行う。

> **コツ** 肺・胸膜損傷の回避
> ・下腎杯穿刺を優先する。
> ・上、中腎杯穿刺は超音波ガイド下に行う。
> ・肺胞は多重反射あるいは高エコー域として描出される。

d. 腸管の穿孔

①腎瘻穿刺部が、前方に寄りすぎていると、腹膜や腸管の損傷を起こす可能性がある。
②腸管は、X線透視だけではわかりにくい場合がある。超音波診断装置で確認する。
③穿孔が起きたら、造影剤を注入して位置と程度を確認する。
④ごく小さな穿孔は、数日間の絶食により自然治癒する。
⑤大きな穿孔でも、カテーテルを挿入しての造影で溢流がみられないものは、1週間程度をかけて次第に浅くしつつ、引き抜くことにより治癒する。
⑥カテーテルを挿入しての造影で溢流がみられるものに対しては、開腹手術による修復も考慮する。

2. 結石摘出時の合併症

a. 腎盂・尿管の穿孔

1) 穿孔部より脂肪組織が見える場合
①灌流液の腎外への漏出が多くなるので、いったん処置を中止し、数日後に再開する。

2) 大きな穿孔や粘膜の欠損が生じた場合
①ダブルJカテーテルあるいはシングルJカテーテルを経尿道的に挿入し、腎盂よりの尿の流出が滞らないようにする。たいていは、1週間ほどで閉鎖される。

> **落とし穴** 腎盂鏡（特に硬性鏡）を無理に狭い部分（腎盂尿管移行部など）に挿入すると、粘膜の損傷を起こす可能性がある。

b. 灌流液の腎外溢流と貯留

①穿孔に気づかずに、砕石を行っていると、後腹膜腔あるいは胸腔へ灌流液の溢流を生じる。
②腎盂内圧の上昇を防ぐため、灌流液の圧力をなるべく低く設定することは、腎機能の保持のためにも重要である。

> **コツ** 腎盂内圧を上げないためには、硬性鏡の場合では常に排液コックを開放にしておく。軟性鏡の場合では、アンプラッツシースを使うことも有効である。

c. 出血

1) 動脈出血、静脈出血で、内視鏡の視野が妨げられる場合
①ネラトンカテーテルまたは腎瘻カテーテルを挿入し、腎盂内で凝血塊ができ、止血されるのを待つ。
②数分後、カテーテルを抜去し、止血されていることを確認した後、凝血塊を吸引除去し処置を再開する。

2) 出血が高度な場合
①腎杯または腎盂内にバルーンカテーテルを挿入する。
②造影剤で、バルーンが腎杯内で膨らんでいることを確認する。
③カテーテルシャフトを皮膚に牽引固定する。
④バルーンカテーテルは、一晩閉鎖。翌朝、開放する。

> **コツ** 出血に対する対応
> ・3～5分間待つ。
> ・そのあと、腎盂内の凝血塊を超音波砕石装置で除去

d. 砕石装置による合併症

1) 強力超音波による砕石
①穿孔を防ぐため、金属性のプローブ（振動棒）の先で粘膜を強く押しすぎないようにする。
②プローブは灌流液で冷却されている。粘膜の火傷を防ぐため、灌流液が流れていることを、時々チェックする。

2) Lithoclast® による砕石
①穿孔を防ぐため、金属性のプローブ（振動棒）の先で粘膜を強く押しすぎないようにする。

3) Ho:YAG レーザーによる砕石
①プローブ（光ファイバー）先端が粘膜に接していると、火傷を生じる。
②プローブ先端と粘膜との距離を保つよう、常に注意する。

> **コツ** 各種砕石装置の特性を理解して使用する。

3. 術後管理時の合併症

a. 尿路感染症
①術後、抗菌薬などを使用する。
②発熱は通常一過性で、2〜3日で解熱する。

b. 結石のあった部位の浮腫
①3〜4日間腎瘻カテーテル開放。
②その後、カテーテルをクランプして、結石のあった部位の尿流の確認をする。

G. パスを含めた周術期の管理

1. インフォームドコンセント

a. 手術の必要性について。
b. ESWL、TUL、観血的手術などのほかの治療法の中からPNLを選択した理由。
c. リスクについての説明―特に出血、感染症、一期的手術などで治療が完了しなかった場合の対処法。なお、手術・麻酔承諾書に加え、万一の出血に備えた輸血承諾書は必須。

2. 術前検査

a. 出血傾向の有無、抗凝固療法の有無を確認する。血流豊富な腎実質に損傷を与えるPNLでは、未治療の出血傾向のある症例、抗凝固剤内服中の症例は禁忌となる。
b. 抗凝固剤内服中の患者は術前に中止する。ワーファリン®、パナルジン®、アスピリン®では7日前、プレタール®は2〜3日前、アンプラーグ®は前日に休薬する。ワーファリン®など合併症のため、休薬のリスクの高い症例では、休薬期間中ヘパリン投与を行い、手術6時間前にヘパリンを中断する。
c. 一般検査：検尿、尿培養、血算、血液像、血液生化学検査、出血時間、凝固機能検査、血液ガス分析、胸部X線撮影、心電図、呼吸機能検査。尿細胞診は若年者以外必須。
d. 結石に対する検査：KUB、DIP、超音波検査および腹臥位CTを行う。超音

波検査では腎外側への胸腔の入り込みの有無に注意する。CTでは穿刺ラインの確認を行う。

3. 術前処置

　尿路感染症は、しばしば腎結石症に合併する。腎結石の存在下では尿路感染症の根治は不能であるため、術前の感染症治療は感染のコントロール、感染の進展予防のみを目標とする。

　手術当日は禁食とし、血管確保、麻酔前投薬を行う。尿管閉塞用バルーンカテーテルの留置は手術室にて麻酔下に行う。

4. 術中管理

　硬膜外麻酔の場合には、患者の訴えを確認しながら手術を進めることができる。

　手術中しばしばみられる合併症は後腹膜腔への出血、灌流液の溢流である。通常のバイタルサインチェックに加え、硬膜外麻酔の場合には患者からの腹部膨満感の有無の確認、腹部触診を適宜行う。

　PNLでは、時に大量の灌流液を使用する。灌流液の加温は十分行い、体温の低下に気をつける。

5. 術後管理

　手術が終了し、体位を仰臥位に戻したら、まず胸部、腹部X線撮影を行う。胸部写真のチェックポイントは胸膜損傷による気胸の有無、腹臥位の呼吸抑制による無気肺の有無、腹部X線写真では残石の有無、カテーテルの位置不良の有無である。体位変換によるカテーテルの位置不良はしばしばみられる。単純写真で不安なときは造影検査を行う。以下に主要な術中・術後合併症の検索と対策について述べる。

　　a. **気胸**：腎瘻造設時の胸膜損傷により起こる。肋間穿刺を行ったときには頻度が高くなり、注意が必要である。気胸に対しては、直ちに胸腔ドレナージを行う。側臥位とし、前腋窩線と中腋窩線の間、第4〜6肋間にF12〜20の胸腔ドレナージ用チューブを留置する。チューブは約10cm胸腔内に入れ、5cm水柱圧で持続吸引する。

　　b. **無気肺**：中・下葉に起こりやすい。軽度のものは、術後ネブライザーと体位変換で対処する。酸素分圧の低下をきたすようなものでは、気管支鏡による痰吸引

が必要であり、専門医にコンサルトすべきである。

c. **カテーテル位置不良**：術中、正しく留置した腎瘻カテーテルが、体位変換後脱落するケースが時にみられる。腎瘻カテーテルからの尿流出不良時に疑う。確定診断は造影検査により行う。手術室退室前であれば、直ちに鏡視下に再留置する。この場合は、ガイドワイヤーが腎盂内に入ればよいので、尿管鏡を使用すると内部が観察しやすい。また腎瘻カテーテルのバルーンが尿流出を妨げているケースも時にある。造影しながらバルーン注入液量を調節し閉塞を解除する。

d. **出血**：腎静脈洞からの出血は、時に大量となり、輸血を要するものもある。出血が止まらないときは、腎瘻カテーテルを閉鎖し、タンポナーデ状態で止血するのを待つ。カテーテルの閉鎖は6時間前後とし、出血がおさまったなら、カテーテルを解放しておくと凝血塊が溶解するとともに尿が流出するようになる。動脈損傷によるコントロール不能の出血では塞栓術を行う。ケイタンポナーデバルーンカテーテル（Kaye Nephrostomy Tamponade Balloon Catheter and Stent Set. Cook Urological # 086514）が腎瘻からの出血に有用であるとの報告がある[50]。

e. **灌流液の後腹膜溢流**：大量の灌流液が後腹膜に貯留することがあるが、外科的処置は必要ない。時に横隔膜を越えて、胸水となることもあるが、利尿を図ることで対処可能である。

f. **感染**：感染結石の砕石では、菌血症がしばしばみられ、敗血症性ショックに至ることもある。術後管理では、腎瘻からの尿流出を良好にしておくことが第一である。凝血塊によるカテーテルの閉塞があるときは、頻回に洗浄する。術後は感受性のある抗菌薬を十分に使用する。高熱がみられたときはバイタルサインのチェックを頻回に行い、ショックの発生を見逃さないようにする。

6. クリニカルパス

Ⅳ-表2に日本 endourology・ESWL 学会ホームページの尿路結石内視鏡治療標準化委員会報告、尿路結石内視鏡治療の標準化（第二報）に掲載されている一期的手術におけるクリニカルパスを示す。各種検査は外来で行い、手術前日に入院。手術翌日、X線検査で残石の有無を確認し、問題なければ退院に向け、5日目に腎瘻カテーテルの閉鎖、8日目に腎瘻カテーテルの抜去を行う。腎瘻カテーテルの閉鎖から抜去まで日数のあるのは尿管内に落ち込んだ砕石片などのため、腎盂内残尿が発生しないか確認するためで、7日目の順行性腎盂造影はその必須項目である。

7. 長期フォローアップ

PNL の長期合併症として、腎実質損傷による腎機能低下、高血圧症があり、これらは保存的に治療する。まれに腎動静脈瘻が発生したとの報告もある。

TUL などに比べ、尿路通過障害の可能性は低いが、腎盂尿管移行部、尿管の狭窄も起こりうるため注意する。当然のことではあるが尿路結石の再発も観察しなくてはならない。

Ⅳ PNL

Ⅳ-表2

主治医サイン（　　　　　）　　　　PNL（二期的手術）　クリニカルパス

	入院	手術当日 術前	手術当日術後	手術翌日	2日目	3日目	6日目
アウトカム	・コンディションをくずしていない ・落ち着いた精神状態		・VSが安定している ・創痛自制内	・経口摂取後問題ない ・夜間良眠できる			・コンディションをくずしていない ・落ち着いた精神状態
診察	・入院時診察 ・手術説明 　主治医、執刀医 ・CT等再確認 ・手術方針再確認	・術前診察 　主治医、執刀医	・家族説明 　主治医、執刀医 ・手術記録 ・術後診察	・破砕状況 check			
処置	・剃毛無し ・リストバンド	・更衣　術帽 ・血管確保 　氏名記入 ・浣腸（指示） ・搬入	・O2投与（指示） ・SaO2 モニター（指示）	・更衣 ・硬膜外チューブクランプ 　(1日1回フラッシュ)			・剃毛無し ・リストバンド
注射	・処方箋確認	・術前輸液　A ・前投薬注射　B	・術中輸液　C ・術後輸液　D	・術後輸液　E	・術後輸液　E		・処方箋確認
経口摂取	・22:00よりNPO	・NPO					
食事	常食A						
活動	Free	・ベッド上安静	・ベッド上安静 ・ギャッジ UP　30度まで 　側臥位可	・安静 Free			
a 疼痛 b 熱発処置 c 不眠時	①レクトス（50mg）supp ①レクトス（50mg）supp ①マイスリー 1T 内服	②ロピオン1A＋生食100ml div ②ロピオン1A＋生食100ml div	③ペンタジン 1A　im				
投薬		・常用薬朝のみ服用	・帰室後3時間後より 　水分摂取 ・夕より食事可	・常用薬服用再開			
観察	・VS、一般状態	・VS、一般状態 ・絶飲食の有無 ・排尿、排便確認 ・精神状態	意識状態 VS SaO2値 発熱 尿量 ・経口摂取状況	・歩行状況			・VS、一般状態
検査	・不備術前検査 ・セファメジン皮内テスト ・検尿、尿培養	・術前 KUB		・胸写、KUB ・CBC、生化学（S20） ・結石分析			・検尿（2） ・CBC、生化学（S20）
指導ほか	・入院時計画書 ・同意書（手術、輸血） ・手術予報 ・服薬指導 薬剤師						
コーディネーション	・術前検査確認 ・オリエンテーション 　入院時	・OP室 Ns へ 　申し送り ＊必要物品	・OP室 Ns より引き継ぎ				

＊必要物品　カルテ、レ線フィルム、手術承諾書、術後指示票、注射箋、エンボスカード、セファメジン アルファ 1gキット

A　①V/D 500ml で維持
B　①アタラックスP 25mg　②硫酸アトロピン 0.5mg 筋注　　緑内障合併時②はしない
C　①麻酔完了後　セファメジン アルファ 1gキット
D　①V/D 500ml　②5% TZ 500ml　③EL3号　500ml　・セファメジン アルファ 1gキット（夕）
E　①V/D 500ml　②EL3号　500ml　・セファメジン アルファ 1gキット（朝・夕）

G. パスを含めた周術期の管理

7日目（術前）	7日目（術後）	8日目	9日目	10日目	退院日
	・VSが安定している	・経口摂取後問題ない → ・夜間良眠できる →		→	・退院に不安がない
			・腎瘻抜去後漏れが少量		
	・創痛自制内 →				
・術前診察 　主治医、執刀医	・家族説明 　主治医、執刀医 ・手術記録 ・術後診察	・残石のcheck ・結石性分評価		・ENT評価 ・ENT日時決定 ・抗菌薬内服の必要性評価	
・更衣　術帽 ・血管確保 　氏名記入 ・浣腸（指示） ・搬入	・O2投与（指示） → ・SaO2ﾓﾆﾀｰ（指示） → 　　← 腎瘻クランプ →	・更衣 ・硬膜外チューブ抜去 　　← 腎瘻抜去 →			
・術前輸液　A ・前投薬注射　B ・NPO	・術中輸液　C ・術後輸液　D	・術後輸液　E	・術後輸液　E		
・ﾍﾞｯﾄﾞ上安静 →	・ｷﾞｬｯｼﾞUP 30度まで 　側臥位可	・安静Free	→	→	
・常用薬朝のみ服用	・帰室後3時間後より水分摂取 ・夕より食事可	・常用薬服用再開	→	→	
・VS、一般状態 ・絶飲食の有無 ・排尿、排便確認 ・精神状態	・意識状態 　VS 　SaO2値 →			→	
・術前KUB		・KUB ・CBC、生化学 (S20)		・検尿（2）	
				・再発予防指導 ・医療情報提供書 ・退院サマリー ・外来予約・検査指示	・退院指導 ・服薬指導　薬剤師
・OP室Nsへ 　申し送り ＊必要物品	・OP室Nsより引き継ぎ				・再来予約（前日） ・医事課請求

パス出力者サイン（　　　　　　　　　　）

H. 治療効果判定

a. **PNL の治療目標**：PNL 対象とする結石の完全排石と腎機能の温存。
b. ここで治療効果判定を行う結石は、主として PNL 単独、あるいは PNL と ESWL の併用療法を行うものに限る。
c. 最終 PNL 治療後 1 か月以内に残石の大きさと、術前と比較した腎機能の状態を検討し、必要に応じて追加治療を行う。
d. **治療効果判定**：最終 PNL 治療後 3 か月以内に行う。
   成功例：完全排石。腎機能温存。
   成功例：自排石可能と思われる結石（長径 2mm 以下）を認めるが、閉塞が解除され、患側腎機能が温存されており、かつ抗菌薬中止後の尿培養が陰性。なお、術中術後に出血をきたし、塞栓術を行ったようなものは、腎機能を温存できたとはいえず、不成功例とする。

I. ESWL・TUL との併用

はじめに

　PNL、TUL、ESWL のいずれの治療法を第一選択とした場合でも、1回の治療で完結することができれば、理想的である。逆に、単独の治療法で不十分と思われたときは、一つの術式に固執すべきではない。持てる設備と技術を生かし、安全・確実・効率的な術式をその都度選択することが重要である。理想とすべき術式が行えない場合、他施設、あるいは他の術者に、その治療を委ねることも重要である。

a. 基本方針

1) ボリュームの大きい腎結石や珊瑚状結石には、第一選択として PNL を行い、残石に対して ESWL を行う。
2) 通常の腎結石症例で、当初の見込みに反し、PNL に難渋する場合、深追いせず、腎盂バルーンを留置して、いったん PNL を終了する。

3）残石の状況により、後日、再度 PNL を行うか、あるいは ESWL を行う。
4）残石の状況により軟性鏡を用いる TUL が有用な場合もある。＊＊

b. 手技
1）**残石に対する ESWL の追加（Ⅳ - 図 31-1）**
   複雑な珊瑚状結石を PNL 単独で治療することは通常困難である。穿刺した腎杯と、腎盂の結石を砕石・抽石した段階で、とりあえず PNL の初期の目的を達したと考えるのがよい。
   ①PNL 後、残石があれば、後日あらためて、PNL もしくは腎盂バルーン留置下に ESWL を行う。
   ②ESWL を行った後、腎盂洗浄にて砕石片を吸引する。

> **コツ** 腎盂バルーン抜去直前に、もう一度腎盂鏡で観察し、残石無きことを確認できれば理想的である。

2）**残石に対する TUL の追加（Ⅳ - 図 31-2）** ＊＊
   残石の状況により、腎杯に残った結石に対して、軟性鏡を用いる TUL も選択肢の一つである。この場合、レーザー砕石法が基本である。
   ①PNL 後、後日あらためて、腎盂バルーン留置下に TUL を行う。
   ②腎瘻を開放し、灌流圧を高めに設定し、視野を良好に保つ。
   ③砕石片は腎盂バルーンから流出させる。

Ⅳ PNL

> **コツ** 上腎杯の残石には、症例によって硬性鏡も有用性を発揮する。この場合、Lithoclast® も使用可能である。

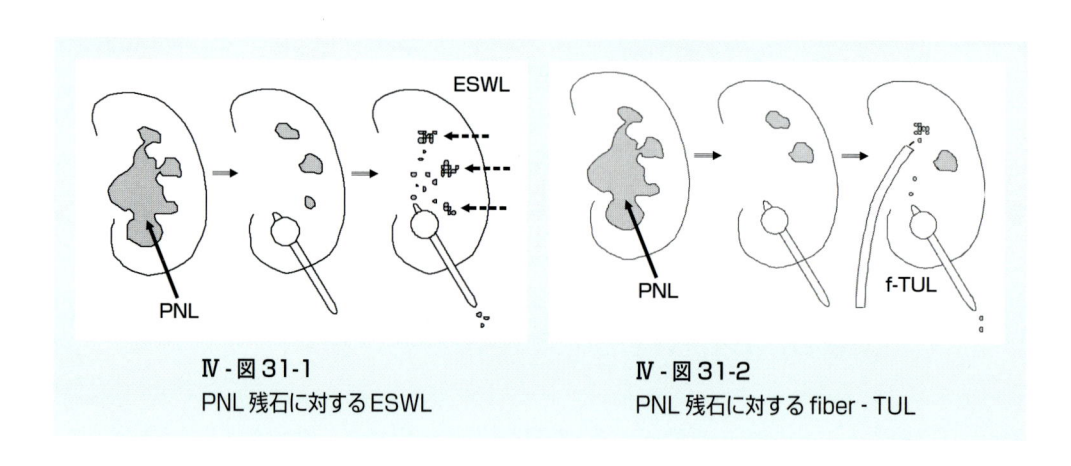

Ⅳ-図31-1
PNL残石に対するESWL

Ⅳ-図31-2
PNL残石に対するfiber-TUL

J. PNLのコツと落とし穴

1. 腎瘻造設で出血したらどうするか?

> **コツ** 腎瘻造設で出血したらどうするか?
> - 拡張を途中で止めて5分間様子をみる。
> - その後、出血がおさまれば、注意して拡張を続けてもよいが、出血の程度によっては無理に続けずに、拡張した太さに近い太さのバルーンカテーテルを挿入して終了するほうが無難である。
> - 挿入するカテーテルは腎盂バルーンカテーテルとし、バルーンをやや大きめに膨らまし、軽く牽引する。
> - 数日は腎盂内タンポナーデとなるが、無理に洗浄せず、そのまま止血させる。
> - 抗菌薬を投与し、感染の合併に気をつけ、疼痛管理を行う。
> - 長時間続く大量の出血に対しては、早急に血管造影を行い、損傷血管や動静脈瘻あるいは仮性動脈瘤が確認されたら、選択的塞栓術を行う。

2. 珊瑚状結石に対する腎瘻造設のコツと落とし穴

> **コツ** 珊瑚状結石に対する腎瘻造設
> - 腎杯が拡張している場合の腎瘻造設は、さほど困難でないが、ガイドワイヤーは腎盂尿管まで進まないことも多く、その際は腎杯内で"とぐろ"を巻いた状態とする。
> - 超音波画像上、結石は音響陰影を伴った強い高エコーで描出されるので、腎被膜に近い腎杯結石と思われる高エコーにできるだけ直角に穿刺針を当てる。
> - 針が結石に当たると"ガリガリ"という結石感を感じとることができ、かつ針を動かすと結石も動くことで確認する。
> - 珊瑚状結石では、針が腎杯に入っていても尿が逆流してこないこともあるので、その場合は薄めの造影剤を注入して確認する。
> - ガイドワイヤーが結石と腎盂粘膜の間を通って、尿管か上腎杯まで十分な長さ進んでいることを透視で確認し、拡張を行う。

3. 視野確保のための工夫

a. 出血をさせない

1）正しく正確な腎瘻造設
①正しい穿刺。
②安全な拡張（スペースがあればテレスコープタイプのダイレーター、スペースがなければペンシルタイプ）。
③バルーンダイレーターも有効。

2）腎内での操作
①必ず直視下で行う。
②砕石装置の特性を考え、粘膜への誤照射を避ける。

b. 止血

静脈性出血は灌流圧が高くなれば止まる。ただし体内への灌流液流入に注意（水中毒や低 Na 血症）。
電気凝固やレーザーでの止血（動脈性、静脈性）。
手術を終了し、腎盂バルーンカテーテル留置（いったん止血すれば、再度 PNL を

行うときに絶好の視野が得られる)。

c. 腎内のどの部分をみているかオリエンテーションをしっかりつける。

(尿管閉塞用バルーンカテーテルからの造影を加えた) 透視で全体像をつかむ。

> **コツ** 出血で視野が確保できないときは、速やかに腎瘻カテーテルを留置し、後日再度 PNL を行う。これにより信じられないほどきれいな視野が得られる。

4. 腎盂尿管移行部(UPJ)狭窄症に結石を合併した症例に対する PNL

Ⅳ-図 32 のごとく、UPJ 狭窄症に結石を合併した症例に PNL を行う際、下記 3 点に注意する。

a. UPJ 狭窄の有無は PNL 施行に当たって妨げとなるものではない。PNL の腎瘻を造設しておけば、仮に狭窄があっても結石摘出後に経皮的に治療が可能である。
b. 尿管閉塞用バルーンカテーテルは必要である。砕石片が尿管に落下する可能性があり、その際には経皮的に内視鏡を尿管に進めるのは、きわめて困難となるため、尿管閉塞用バルーンカテーテルを留置すべきである。
c. UPJ に嵌頓した結石は、直視下に砕石あるいは鉗子・バスケットカテーテルなどを用いて摘出する。そのためには UPJ にアプローチしやすい中腎杯に腎瘻を作成することが望ましい。

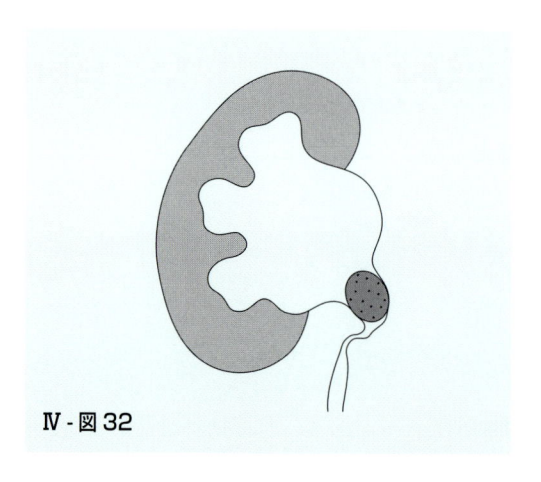

Ⅳ-図 32

5. 感染結石に対する PNL のコツ

> **コツ**
> ・周術期管理：一般的に結石に形成された細菌バイオフィルムの存在により、術前の抗菌性化学療法による除菌は困難である。しかし、周術期に発症する感染症は浮遊細菌によるものであるから、術前の尿細菌培養と薬剤感受性検査成績に基づく周術期感染阻止化学療法を行うことを原則とする。
> ・手術：手術回数が複数回になってもよいから、結石の完全摘出を原則とする。

6. X 線被曝を減らすコツ

砕石中は視野が不良だからといって、やたら透視を使うことをせずに、まず灌流や内視鏡の状態を確認するなどしてよい視野の確保につとめる。

> **コツ**
> ・透視終了後も静止画がモニター上に残るものを使用
> ・透視をこまめに切る。
> ・絞りを有効に使う。

V 総括

V 総括

> 標準的腎・尿管結石の症例、ポリープに囲まれた尿管結石や珊瑚状結石といった、いわゆる治療に難渋する結石などに対する標準的術式について、推奨する器具や装置、術式を各項目に分けて述べた。しかしながら、実際の治療現場では、ESWLの有無や内視鏡と砕石装置の保有状況により、治療方針や術式が異なってくると思われる。また個々の症例や治療の過程に応じて標準的術式にバリエーションを加えて実施することを期待している。

A. 設備、装置の問題点

1. ESWL装置

a. 装置の有無

　ESWLに健康保険が適用され、また装置の簡素化と低価格化により全国津々浦々に装置が普及した。しかしながら、結石治療の個々の現場においては、ESWL装置の有無により、腎・尿路結石の治療方針が異なってくるのは致し方ない。

b. 装置の種類、性能

　ESWL装置の種類によって焦点合わせ方式に違いがあり、超音波焦点合わせの違いにより、治療方針が異なってくるのも致し方ない。また、破砕力もまちまちであり、ESWLの有用性に対する評価も施設ごとに異なる。

2. 内視鏡

a. 設備投資

　内視鏡を、硬性・軟性、太径・細径、複数本揃えることが可能であれば、理想的である。「弘法筆を選ばず」は、医療界には通用しない。

b. 維持・管理

　使用頻度により、破損あるいは老朽化は避けられない。内視鏡を常に良好なレベルで維持・管理することが重要である。

3. 砕石装置

a. 設備投資

　ESWL装置をはじめ、超音波砕石装置、Lithoclast®、レーザー砕石装置など、次々

と開発される装置を、すべて揃えることが可能であれば、理想的である。

b. 入手不可能な装置

PNL、TUL 砕石の最も基本的な装置は、超音波砕石装置である。砕石しながら吸引するメカニズムは、魅力的である。残念ながら、ESWL や Lithoclast®、レーザー砕石の普及とともに、超音波砕石装置の有用性が忘れられ、現在新しい機種の入手は困難な状況である。開発費や治験費用が膨大であるといった開発業者の立場も無視できない。医師主導による治験を提唱する。

B. 症例数と研修の問題点

PNL や TUL の技術向上には、豊富な症例経験が必要である。専門医を目ざす個々の医師に対し、研修にふさわしい症例数が確約されているわけではない。大学間、あるいは病院間の壁を取り除き、研修を希望する者が症例数を伸ばせるような配慮が必要である。標準化術式が絵に描いた餅にならぬよう、学会が主導的立場に立って、若い医師たちの生涯教育を支える工夫を凝らしていきたい。

C. アンケート結果

尿路結石内視鏡治療標準化委員会として汎用性の高い実践マニュアルを完成させるために、本邦における上部尿路結石に対する治療の現状を把握することが重要であると考え、平成 16 年 8 月に日本泌尿器科学会教育施設 1,304 施設を対象に平成 15 年の 1 年間に行われた上部尿路結石に対する治療に関するアンケート調査を実施した。

1,304 施設のうち 630 施設（48.3%）から回答があり、本邦における上部尿路結石に対する外科的治療として、開腹手術を行った施設は 164 施設（26.0%）、ESWL は 414 施設（65.7%）、PNL は 226 施設（35.9%）で行われていたが、TUL は最も頻度が高く、440 施設（69.8%）で行われていた。なお、後腹膜鏡手術を含む腹腔鏡手術も 27 施設（4.3%）で行われていた。

各施設における PNL の年間の症例数は少数であり、5 例以下の施設が約 80% であった。しかし、ほとんどの実施施設では、上部尿路結石治療における PNL は、ESWL 不成功例に行うというものではなく、ほとんどの施設で主たる治療法と位置づけて施行されていた。一方、TUL は各施設で PNL よりも多数例に施行されていたが、TUL も PNL と同様、多くの場合、主たる治療法として選択されていた。

D. 新しい機器開発の問題点

　本委員会で上部尿路結石に対する、内視鏡手術の標準化を検討する中で、委員会としては硬性鏡を用いる場合の砕石装置としては、砕石と同時に砕石片を吸引・除去できるという特徴から超音波砕石装置はきわめて有用と判断した。しかし、超音波砕石装置の最新情報を調査したところ[51]、O社の超音波砕石装置の砕石、吸引能力は評価に値するものであるが、現在本邦では販売されていない。これは、同社が、改良型強力超音波砕石装置（プローブも含む）を薬事申請したものの、長く審査中の状況にあるためであった。したがって、現時点ではS社製超音波砕石装置のみが新規に購入、使用可能であるが、性能的にはO社のものに劣っている。

　このような事例を経験して、安全、確実な治療を国民に提供することを使命とする学会の活動として、医療機器の開発・評価への主体的関与、あるいは薬事承認などに関しての関係当局への働きかけも必要と考えられる。また、事例によっては、認可を目的とする医師主導臨床治験を学会として企画、実施するなどより積極的な活動が望ましいと判断される。

参考文献

1) 日本泌尿器科学会，日本 Endourology・ESWL 学会，日本尿路結石症学会：尿路結石症診療ガイドライン．金原出版株式会社，2002．

2) 公文裕巳：尿管・腎盂鏡．泌尿器科内視鏡．秋元成太，三木誠（編），医学書院，東京，p38-48, 1996．

3) Takayasu H, Aso Y: Recent development for pyeloureteroscopy:guide tube method for its introduction into the ureter. J Urol, 112：176-178, 1974.

4) 麦谷荘一：嵌頓尿管結石に対する内視鏡手術のコツ ― 結石への到達方とレーザー砕石．臨床泌尿器科のコツと落とし穴　④非観血的治療法，内視鏡手術，阿曽佳郎（編），中山書店，東京，p122-123, 1999．

5) Ankem MK, et al: Clinical utility of dual active deflection flexible ureteroscope during upper tract ureteropyeloscopy. Urology, 64：430-434, 2004.

6) Johnson GB, Grasso M: Exaggerated primary endoscope deflection:initial clinical experience with prototype flexible ureteroscopes. BJU Int, 93：109-114, 2004.

7) Afane JS, et al: Flexible ureteroscopes:aa single center evaluation of the durability and function of the new endoscopes smaller than 9Fr. J Urol, 164：1164-1168, 2000.

8) Chiu KY, Cai Y, Marcovich R, et al: Are new-generation flexible ureteroscopes better than their predecessors?. BJU Int, 93：115-119, 2004.

9) Blute ML, Segura JW: Patterson DE. Ureteroscopy. J Urol, 139：510-512, 1988.

10) Abdel-Razzak O, Bagley DH: The 6.9F semi-rigid ureteroscope in clinical use. Urology, 41：45-48, 1994.

11) Harmon WJ, Serson PD, Blute ML, et al: Uteroscopy:current practice and long-term complications. J Urol, 157：28-32, 1997.

12) Grasso M, Bagley D: Small diameter,actively deflectable,flexible ureteropyeloscopy. J Urol, 160：1648-1654, 1998.

13) Pupo P, Ricciotti G, Bozzo W, et al: Primary endoscopic treatment of ureteric calculi. Eur Urol, 36：48-52, 1999.

14) Butler MR, Power RE, Thorhill A, et al: An audit of 2273 ureteroscopies:A focus on intra-operative management of ureteric calculi. Surgeon, 2：42-46, 2004.

15) Aridogan IA, Zeren S, Bayazit Y, et al: Complications of pneumatic uretrolithotripsy in the early postoperative period. J Endourol, 19：50-53, 2005.

16) Su LM,Sosa RE: Ureteroscopy and retrograde ureteral access.In:Smith AD,Badlani GH,Bagley DH,et al(des)：Smith's textbook of Endourology.St Louis:Quality Medical Publishing: 3306-3434,1996.

17) Liao SL, Chu SH, Lai MK: The impact of a clinical pathway for transurethral resection of the prostate on costs and clinical outcomes. J Formos Med Assoc, 97 : 345-350, 1998.

18) 浅野晃司：TUR-Pにおけるクリニカルクリニカルパスの試み．泌尿器外科，13 : 859-864, 2000.

19) Chang PL, Lee SH, et al: Improvement of practice performance in urological surgery via clinical pathway implementation. World J Urlol, 20 : 213-218, 2003.

20) 山口秋人：尿路結石内視鏡治療の標準化経尿道的尿管結石砕石術（TUL）について：クリニカルパス．Jpn J Endourol ESWL, 16 : 170-172, 2003.

21) Weizer AZ, Auge BK, Silverstein AD, et al: Routine postoperative imaging is important after ureteroscopic stone manipulation, J Urol, 168 : 46-50, 2002.

22) Hosking DH, McColm SE, Smith WE: Is stenting following ureteroscopy for removal of distal ureteral calculi necessary?. J Urol, 161 : 48-50, 1999.

23) Denstedt J, Wollin TA, Sofer M, et al: A prospective randomized controlled trial comparing nonstented versus stented ureteroscopic lithotripsy. J Urol, 165 : 1419-1422, 2001.

24) Cheung MC, Lee F, Leung YL, et al: A prospective randomized controlled trial on ureteral stenting after ureteroscopic holmium laser lithotripsy. J Urol, 169 : 1257-1260, 2003.

25) Damlano R, Autorino R, Esposiito C, et al: Stent positioning after ureteroscopy for urinary calculi: the question is sitill open. Eur Urol, 46 : 387-388, 2004.

26) Hollenbeck, Schuster TG, Seifman BD, et al: Identifying patients who are suitable for stentless ureteroscopy following treatment of urolithiasis. J Urol, 170 : 103-106, 2003.

27) Knudsen BE, Beiko DT, Denstedt JD: Stenting after ureteroscopy : pros and cons. Urol Clin N Am, 31 : 173-180, 2004.

28) 棚橋善克：放射線技術の治療への応用・経皮的腎瘻術による結石の治療．臨床泌尿器科，38 : 951, 1984.

29) 棚橋善克：経皮的腎尿管切石術．臨床泌尿器科, 40 : 109, 1986.

30) 棚橋善克：超音波穿刺術（超音波の介在的応用）のテクニックとコツ．臨床泌尿器科，46 増 : 127,1992.

31) 棚橋善克：結石破砕の原理．泌尿器科内視鏡，金原出版，東京，1996.

32) 棚橋善克：腎結石に対する経皮的摘出術（PNL）．ベッドサイド泌尿器科学・手術編・改定第3版，南江堂，東京，2000.

33) Haupt G, et al: The Lithovac:new suctuin device for the Swiss Lithoclast. J Endourol, 9 : 375-377, 1995.

34) Hemal AK, et al: Evaluation of fragmentation with single or multiple pulse setting of Lithoclast for renal calculi during perccutaneous nephrolithotripsy and its impact on clearance. Urol Int, 70 :

参考文献

265-268, 2003.

35) Kourambas J, et al: Nitinol stone retrieval-assisted uerteroscopic management of lower pole renal calculi. Urology, 56 : 935-939, 2000.

36) Assimos DG, Boycc WH, Harrison LH, et al: Postoperative anatrophic nephrostomy bleeding. J Urol, 135 : 1153, 1986.

37) 千葉裕, 棚橋善克, 桑原正明 他：経皮的腎尿管結石摘出術. 目泌尿会誌, 74 : 1758, 1983.

38) Clayman RV, Surya V, Hunter D, et al: Renal vascular complications associatcd with percutanenous removal of renal calculi. J Urol, 132 : 228, 1984.

39) Cukin DJ, Wheeler JS, Cannkng JR: Nephro-duodenal fistula : a complication of percutaneous nephrostomy. J Urol, 134 : 528, 1985.

40) Ekelund L, Lindstedt E, Lundquist SB, et al: Studies on renal damage from percutaneous nephrolitholapaxy. J Urol, 135 : 682, 1986.

41) Harris RD, Walter PC: Renal arterial injury associated with percutaneous nephrostomy. Urology, 23 : 215, 1984.

42) Marberger M, Stackl W, Hruby W, Kroiss A: Latc sequelae of ultrasonic lithotripsy of renal calculi. J Urol, 133 : 170, 1985.

43) Miller RA, Kellett MJ, Wickham, JEA: Air embolism, a new complication or percutaneous nephrolithotomy. Jd' Urologie, 90 : 337, 1984.

44) Rudy DC, Woodside JR, Borden TA, Ball WS: Adult respiratory distress syndrome complicating percutaneous nephrolithotripsy. Urology, 23 : 376, 1984.

45) Uflacker R, Paolini RM, Lima S: Manegement of traumatic hematuria by selective renal artery embolization. J Urol, 132 : 662, 1984.

46) Vallandaen G, Capdevile R, Veillon B, Charton M, et al: Colonic perforation of Percutaneous nephrolithotomy. J Urol, 134 : 1185, 1985.

47) Winfield HN, Weyman P, Clayman RV: Percutaneous nephrolithotomy ; complication of premature nephrostomy tube removal. J Urol, 136 : 77, 1986.

48) 棚橋善克：経皮的腎瘻術による結石の治療. 臨床泌尿器科, 38 : 951, 1984.

49) 棚橋善克：PNLにおける合併症. 腎尿路結石のすべて（腎と透析1987・臨増）, 東京医学社, 東京, 1987.

50) Kaye KW, Clayman RV: Tamponade nephrostomy catheter for percutaneous nephrolithotomy. Urology, 27 : 441, 1987.

51) Kuo RL, Paterson RF, Siqueira Jr TM, et al: In Vitro Assessment of Ultrasonic Lithotriptors. J Urol, 170 : 1101-1104, 2003.

出典一覧

Ⅲ - 図4　屈曲尿管の直線化
麦谷荘一：嵌頓尿管結石に対する内視鏡手術のコツ——結石への到達法とレーザー砕石．臨床泌尿器科のコツと落とし穴　④非観血的治療法，内視鏡手術．中山書店，1999．

Ⅳ - 図1　腎の位置と傾き
棚橋善克：腹腔内臓器の超音波解剖——腎・副腎・脾．日常診療に役立つ腹部超音波診断——基本と pitfall．日本メディカルセンター，1993．

Ⅳ - 図2　腎の内部構造
棚橋善克：腹腔内臓器の超音波解剖——腎・副腎・脾．日常診療に役立つ腹部超音波診断——基本と pitfall．日本メディカルセンター，1993．

Ⅳ - 図4　腎の動脈
棚橋善克：腹腔内臓器の超音波解剖——腎・副腎・脾．日常診療に役立つ腹部超音波診断——基本と pitfall．日本メディカルセンター，1993．

Ⅳ - 図5　腎の鋳型模型
棚橋善克：超音波穿刺術(超音波の介在的応用)のテクニックとコツ．臨床泌尿器科46増．医学書院，1992．

Ⅳ - 図6　腎区域
棚橋善克：超音波穿刺術(超音波の介在的応用)のテクニックとコツ．臨床泌尿器科46増．医学書院，1992．

Ⅳ - 図7　腎の静脈
棚橋善克：超音波穿刺術(超音波の介在的応用)のテクニックとコツ．臨床泌尿器科46増．医学書院，1992．

Ⅳ - 図9　腎と周囲臓器
棚橋善克：腹腔内臓器の超音波解剖——腎・副腎・脾．日常診療に役立つ腹部超音波診断——基本と pitfall．日本メディカルセンター，1993．

Ⅳ - 図12　腎杯の向き
千葉裕ほか：経皮的腎・尿管結石摘出術．金原出版，1986．

Ⅳ - 図14　結石の位置と理想的な腎瘻部位
千葉裕ほか：経皮的腎・尿管結石摘出術．金原出版，1986．

Ⅳ - 図17　体位および術者の位置
千葉裕：Urologic Surgery シリーズ No. 4 尿路変向・再建術．メジカルビュー社，2000．

Ⅳ - 図19　超音波穿刺時のプローブの持ち方
千葉裕：Urologic Surgery シリーズ No. 4 尿路変向・再建術．メジカルビュー社，2000．

Ⅳ - 図20　尿管閉塞による水腎作成穿刺
千葉裕：Urologic Surgery シリーズ No. 4 尿路変向・再建術．メジカルビュー社，2000．

Ⅳ - 図21　腎瘻拡張術の手順
千葉裕：Urologic Surgery シリーズ No. 4 尿路変向・再建術．メジカルビュー社，2000．

Ⅳ - 図28　金属ダイレーターによる腎瘻拡張
千葉裕ほか：経皮的腎・尿管結石摘出術．金原出版，1986．

Ⅳ - 図28　金属ダイレーターによる腎瘻拡張
千葉裕：Urologic Surgery シリーズ No. 4 尿路変向・再建術．メジカルビュー社，2000．

索引

B
Bertin's column 42
Brödel の切開線 42
Brödel の白線 42

C
CT 28

D
DIP 28

E
EHL 16
ESWL 34, 70, 76, 77, 84

G
Graves 41

H
Ho:YAG レーザー 21
Ho:YAG レーザー砕石装置 ......
.... 12

I
IVP 28

K
KUB 28

L
Lithoclast® 12, 13, 16, 63
Lithovac® 63

P
PNL ....
   12, 46, 61, 62, 64, 70, 76, 77

R
recess 44, 67

S
stone street 29

T
TUL ....
   10, 11, 18, 25, 29, 70, 77

U
UPJ 狭窄 80

X
X 線 C- アーム 54
X 線透視ガイド下穿刺 53

あ
愛護的 31
アスピリン® 70
アダプター 30
アンケート調査 85
アンプラーグ® 70
アンプラッツシース 68

い
医原性 22
医師主導臨床治験 86
位置不良 71
一期的 57, 59
溢流 67, 68, 71
異物鉗子 15
インジゴカルミン 54

え
延長チューブ 17

お
応用術式 8
おじぎ法 10
温存 76

か
回転法 10
ガイドライン 51
ガイドワイヤー ....
   10, 11, 33, 49, 52, 53, 65, 79
開腹手術 35, 68, 85
化学療法 24
拡張 79
確保 81

下大静脈 45
学会 85, 86
合併症 22, 24, 66
カテーテル 71
肝 45
観血的手術 70
感染結石 72
完全排石 28, 29, 76
嵌頓結石 17, 19
灌流液 10, 18, 64, 71

き
気管支鏡 71
気胸 67, 71
技術向上 85
逆行性腎盂造影 54
吸引排石 63
弓状静脈 43
弓状動脈 41
胸腔 68
胸腔チュービング 67
胸腔ドレナージ 71
胸腔ドレナージ用チューブ ... 71
凝血塊 69
狭窄 31, 73
胸膜 44, 67
胸膜損傷 71
局所解剖 40
菌血症 72
金属ダイレーター 56, 57

く
区域動脈 41, 67
空気圧による砕石装置 12
空気栓塞 67
屈曲 33
クリニカルパス 25, 73

け
ケイタンポナーデバルーンカ
   テーテル 72
血液生化学検査 28
血管カテーテル法 67
血管造影 78

血管損傷 46, 67	出血 72, 78	**せ**
結石 80	出血傾向 70	生検鉗子 32
結石感 79	順行性 33	成功 29, 76
欠損 68	除去 69	静止画 81
血尿 22	生涯教育 85	生理食塩水 18, 64
牽引 78	承諾書 70	セーフティーガイドワイヤー 11, 14, 59
研修 85	焦点合わせ 84	絶食 68
こ	小葉間静脈 43	截石位 18
高エコー 67	小葉間動脈 41	ゼロチップバスケット® 65
抗凝固療法 70	症例数 85	穿孔 24, 67, 68
抗菌薬 70, 72, 76	除菌 81	穿刺 79
高血圧症 73	腎 40	穿刺腎杯 46
硬性腎盂鏡 57, 61, 63	腎盂 41, 67	穿刺針 49, 61, 79
硬性尿管鏡 10, 12	腎盂鏡 62	穿刺法 46
後腹膜鏡手術 85	腎盂洗浄 77	穿刺ルート 46, 49, 50
後腹膜腔 68, 71	腎盂内圧 68	**そ**
呼吸 44	腎盂内残尿 73	造影 17, 80
誤照射 79	腎盂内タンポナーデ 78	造影検査 72
さ	腎盂バルーンカテーテル 78	造影剤 52, 54, 57, 67, 68, 79
細菌バイオフィルム 81	腎盂破裂 17	挿入 22
砕石 14, 16, 21, 22	腎機能 76	側臥位 49
砕石装置 12, 13, 63	シングルJカテーテル 68	塞栓術 67, 72, 78
サイドホール 24	腎静脈 41	側孔 24
再発 73	腎静脈洞 72	損傷 66, 68
珊瑚状結石 76, 79	腎錐体 40	**た**
残石 29, 71, 76	腎動静脈瘻 73	体位 10
三本爪把持鉗子 64	腎動脈 41	体位変換 71
し	腎内静脈 66	退院 25
自覚症状 28	腎乳頭 40	体温測定 28
止血 69, 72, 79	腎杯 46	大血管 66
自然治癒 68	腎杯側 40	対策 22
実質 40	腎杯穿刺 53, 54	大腰筋 40
実践マニュアル 85	腎門 41	ダイレーター 49, 52
脂肪組織 68	腎葉 40	多重反射 50, 67
視野 81	腎瘻 33, 46, 72	脱気 67
斜位 49	腎瘻拡張 46, 54, 57	脱落 72
視野確保 30	腎瘻カテーテル 72, 73	ダブルJカテーテル 18, 68
周術期 28	腎瘻造設 71, 78, 79	痰吸引 71
終動脈 41	腎瘻バルーン拡張法 59	単腎 37
十二指腸 45	**す**	弾性ストッキング 10, 18
修復 68	髄質 40	単独療法 28
	推奨術式 8	
	膵尾部 45	

索引

ち
タンポナーデ	72
断裂	18

ち
治験	85
チップレスカテーテル®	65
チャンネル	14, 16
抽石	16, 22
超音波	16
超音波ガイド	67
超音波ガイド下穿刺法	49
超音波検査	28
超音波砕石	69
超音波砕石装置	12, 13, 63, 86
超音波診断	68
超音波穿刺装置	49
超音波穿刺法	46
腸管	50, 68
直線化	11, 14, 19, 20
治療効果判定	28, 76
治療目標	28

て
テレスコープ型	56
電気水圧衝撃波砕石装置（EHL）	12

と
動静脈瘻	78
疼痛	22, 24, 28
動脈損傷	66, 72
動脈瘤	78

な
内視鏡	20, 84
軟性鏡	20, 64, 77
軟性腎盂尿管鏡	65
軟性尿管鏡	18
軟性膀胱鏡	65

に
入院	25
尿管カテーテル	14
尿管狭窄	35
尿管新吻合術	22, 35
尿管ステント	24, 28, 35, 36
尿管穿孔	22, 33
尿管損傷	14, 17, 19, 22, 33, 34
尿管断裂	22, 34, 35
尿管バルーンカテーテル	36
尿管閉塞用バルーンカテーテル	14, 31, 49, 52, 54, 61, 80
尿細菌培養	81
尿路	40
尿路感染症	24, 71
尿路結石内視鏡治療標準化委員会	7
尿路閉塞	24, 28

ね
熱	35
ネブライザー	71
粘膜	79

は
肺	44, 50, 66, 67
敗血症	22
敗血症性	72
肺血栓塞栓症	10, 18
バスケットカテーテル	14, 15, 17, 23, 31, 65
破損	84
発熱	22, 24, 28
パナルジン®	70
バルーンカテーテル	23, 69
バルーンダイレーター	19, 31
パルスダイレーザー砕石装置	12

ひ
脾	45
ピールアウェーシース	19
皮質	40
ビデオシステム	10, 18, 61, 64
標準術式	8
標準症例	08, 10

ふ
腹臥位	49, 54
腹腔	45
腹腔鏡手術	85
腹腔内臓器	66
腹部 X 線写真	71
腹膜	68
腹膜損傷	46
不成功	76
プッシュアップ	31
浮遊細菌	81
フラッシュ	65
プレタール®	70
プローブ	14, 16, 23, 69

へ
ヘパリン	70
併用	34
閉塞解除	29, 34
閉塞除去	24
閉鎖	72
ペンシル型	56

ほ
傍腎杯静脈	43
ポリープ	32

ま
麻酔	10, 18, 49, 61, 64

む
無気肺	71

も
盲目的操作	23

や
薬事承認	86
薬事申請	86
薬剤感受性検査成績	81

ゆ
輸血	72

よ
葉間動脈	41, 66

ら
ラジフォーカス……………… 56

り
リスク……………………… 70
利尿………………………… 72

れ
レーザー…………………… 16, 32
レーザー砕石装置……… 13, 65

ろ
老朽化……………………… 84
肋下静脈…………………… 44
肋下神経…………………… 44
肋下動静脈………………… 66
肋下動脈…………………… 44
肋間………………………… 67
肋間神経血管束…………… 44
肋間穿刺…………………… 71
肋骨………………………… 44

わ
ワーファリン®…………… 70
湾曲角……………………… 20

上部尿路結石内視鏡治療マニュアル

2007年2月26日 初版第1刷発行

[編　集] 日本 Endourology・ESWL 学会
　　　　 尿路結石内視鏡治療標準化委員会
[発行者] 赤土正幸
[発行所] 株式会社インターメディカ
　　　　 〒102-0072
　　　　 東京都千代田区飯田橋 2-14-2
　　　　 TEL　03-3234-9559
　　　　 FAX　03-3239-3066
　　　　 URL　http://www.intermedica.co.jp
[印刷] 大平印刷株式会社
　ISBN　978-4-89996-174-1
定価：本体 1,900 円（税別）